精神卫生
社会工作实务探索

周湧　李吉颖◎主编
深圳市南山区惠民综合服务社◎组编

U0247127

中国社会出版社
国家一级出版社·全国百佳图书出版单位

图书在版编目（CIP）数据

精神卫生社会工作实务探索 ／ 周湧，李吉颖主编；
深圳市南山区惠民综合服务社组编 ． -- 北京：中国社会
出版社 ，2024．9． -- ISBN 978-7-5087-7091-8

Ⅰ．R749

中国国家版本馆 CIP 数据核字第 20240GB983 号

精神卫生社会工作实务探索

出 版 人：程　伟
终 审 人：李新涛
责任编辑：李林凤
封面设计：尹　帅
出版发行：中国社会出版社
　　　　　（北京市西城区二龙路甲 33 号　邮编 100032）
印刷装订：河北鑫兆源印刷有限公司
版　　次：2024 年 9 月第 1 版
印　　次：2024 年 9 月第 1 次印刷
开　　本：170mm×240mm　1/16
字　　数：180 千字
印　　张：12.5
定　　价：48.00 元

编　委　会

contents | 目　录

1

政策引领篇

ZHENGCE
YINLINGPIAN

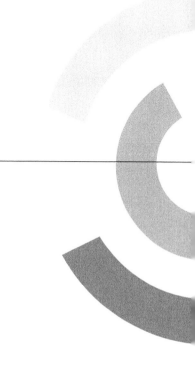

《中华人民共和国精神卫生法》摘要

第一章　总则

第十一条　国家鼓励和支持开展精神卫生专门人才的培养，维护精神卫生工作人员的合法权益，加强精神卫生专业队伍建设。

国家鼓励和支持开展精神卫生科学技术研究，发展现代医学、我国传统医学、心理学，提高精神障碍预防、诊断、治疗、康复的科学技术水平。

国家鼓励和支持开展精神卫生领域的国际交流与合作。

第二章　心理健康促进和精神障碍预防

第十三条　各级人民政府和县级以上人民政府有关部门应当采取措施，加强心理健康促进和精神障碍预防工作，提高公众心理健康水平。

第十四条　各级人民政府和县级以上人民政府有关部门制定的突发事件应急预案，应当包括心理援助的内容。发生突发事件，履行统一领导职责或者组织处置突发事件的人民政府应当根据突发事件的具体情况，按照应急预案的规定，组织开展心理援助工作。

第十五条　用人单位应当创造有益于职工身心健康的工作环境，关注职工的心理健康；对处于职业发展特定时期或者在特殊岗位工作的职工，应当有针对性地开展心理健康教育。

第十六条 各级各类学校应当对学生进行精神卫生知识教育；配备或者聘请心理健康教育教师、辅导人员，并可以设立心理健康辅导室，对学生进行心理健康教育。学前教育机构应当对幼儿开展符合其特点的心理健康教育。

发生自然灾害、意外伤害、公共安全事件等可能影响学生心理健康的事件，学校应当及时组织专业人员对学生进行心理援助。

教师应当学习和了解相关的精神卫生知识，关注学生心理健康状况，正确引导、激励学生。地方各级人民政府教育行政部门和学校应当重视教师心理健康。

学校和教师应当与学生父母或者其他监护人、近亲属沟通学生心理健康情况。

《法治社会建设实施纲要（2020—2025年）》摘要

（二十）增强社会安全感。……健全社会心理服务体系和疏导机制、危机干预机制，建立健全基层社会心理服务工作站，发展心理工作者、社会工作者等社会心理服务人才队伍，加强对贫困人口、精神障碍患者、留守儿童、妇女、老年人等的人文关怀、精神慰藉和心理健康服务。健全执法司法机关与社会心理服务机构的工作衔接，加强对执法司法所涉人群的心理疏导。推进"青少年维权岗"、"青少年零犯罪零受害社区（村）"创建，强化预防青少年犯罪工作的基层基础。

民政部　财政部　国家卫生健康委　中国残联 关于开展"精康融合行动"的通知

民发〔2022〕104号

各省、自治区、直辖市民政厅（局）、财政厅（局）、卫生健康委、残联，各计划单列市民政局、财政局、卫生健康委、残联，新疆生产建设兵团民政局、财政局、卫生健康委、残联：

精神障碍社区康复服务是以促进精神障碍患者回归和融入社会为目标，以改善和提高患者生活自理能力、社会适应与参与能力和就业能力为重点，综合运用精神医学、康复治疗、社会心理、社会工作、社区支持、志愿服务等专业技术和方法，开展全生命周期关怀帮助、健康教育、功能训练、社会支持，以提高患者健康水平的专业社会服务。近年来，各地积极探索精神障碍社区康复服务模式、加强服务体系建设，取得一定成效，但仍存在工作机制不顺、资金投入不足、专业力量不强等问题，亟待深化以社区融合、家庭服务、居家照料为核心的精神障碍社区康复服务。为深入贯彻落实习近平总书记"关心关爱精神障碍人员"的重要指示精神，提高精神障碍社区康复服务质量和水平，为精神障碍患者提供更加公平可及、系统连续的基本康复服务，根据民政部等四部门《关于加快精神障碍社区康复服务发展的意见》（民发〔2017〕167号）要求，决定开展为期三年的全国精神障碍社区康复服务融合行动（以下简称精康融合行动）。

一、总体要求

（一）指导思想。以习近平新时代中国特色社会主义思想为指导，深入贯彻落实党的二十大精神，坚持以人民为中心，认真履行基本民生保障、基层社会治理、基本社会服务等职责，以促进患者回归和融入社会、减轻精神障碍患者、家庭及社会总负担为目标，着力推动精神障碍社区康复服务体系布局优化、资源投入整合强化、服务内容提质增效，促进基层治理体系和治理能力现代化，增强精神障碍患者及家庭获得感、幸福感，努力为全面建设社会主义现代化国家营造安全、平稳、健康、有序的社会环境。

（二）基本原则。聚焦重点，精准实施。坚持示范带动，聚焦提高服务可及性、实施精准度，聚焦提升服务公平性、对象覆盖率，引导工作基础好、重视程度高的城市发挥引领示范作用，带动科学布局布点、夯实基础能力、提升服务效果。

统筹协调，汇聚合力。坚持系统观念，统筹存量与增量，发挥有关部门在规划布局、政策扶持、资源投入等方面的统筹引导作用，形成政策合力，构建分类指导、城乡统筹、上下联动的工作格局，推动精神障碍社区康复服务均衡发展。

需求牵引，提质增效。坚持需求导向，整合运用各类康复服务资源、方法和先进康复技术，着力提升精神障碍社区康复服务科学化、标准化、规范化发展水平，推动形成全方位、全生命周期的服务模式。

制度保障，持续运行。坚持顶层设计，总结精神障碍社区康复服务基层实践和创新，推动重要制度和工作机制成熟定型，引导多方资源投入和社会力量参与，促进精神障碍社区康复服务可持续发展。

（三）主要目标。用3年左右时间，基本形成布局健全合理、服务主体组成多元、形式方法多样灵活、转介衔接顺畅有序、管理机制专业规范的精神障碍社区康复服务体系，为实现2025年目标任务奠定坚实基础。

第一年（2023年1月至2023年12月），围绕"服务覆盖年"建设目标，精神障碍社区康复服务主体培育取得显著成效，依托现有资源建立的转介服务机制基本完善，全国统一的精神障碍社区康复服务国家转介信息平台（以下简称全国转介信息平台）基本搭建完成，精神障碍社区康复服务机构和康复对象档案数据比较完善。全国50%以上的县（市、区、旗）开展精神障碍社区康复服务，登记康复对象接受规范服务率达30%以上。

第二年（2024年1月至2024年12月），围绕"提质增效年"建设目标，精神障碍社区康复服务形式较为丰富，康复对象疾病复发率、致残率显著降低，生活自理能力、就业能力明显提高，康复对象及照料者接受专业服务的意识和意愿显著增强，全国65%以上的县（市、区、旗）开展精神障碍社区康复服务，登记康复对象接受规范服务率达45%以上。

第三年（2025年1月至2025年12月），围绕"长效机制建设年"建设目标，全国精神障碍社区康复服务体系持续完善，服务专业性、稳定性、可及性明显增强，社会舆论环境持续向好，社会歧视现象明显减少。全国80%以上的县（市、区、旗）开展精神障碍社区康复服务，登记康复对象接受规范服务率达60%以上。

二、重点任务

（一）全国精神障碍社区康复服务体系建设布局优化行动。

1.科学规划精神障碍社区康复服务体系建设。综合精神障碍流行病学调研数据、精神卫生服务机构数量、社区康复设施状况、社会工作者等专业人才规模等要素，统筹规划精神障碍社区康复服务体系建设，合理布局精神障碍社区康复服务机构。每个地级市应设置具备评估转介、培训督导、服务示范等综合功能的精神障碍社区康复服务机构，发挥辐射带动作用和指导功能，逐步推动精神障碍社区康复服务机构等级划分与评定。

2.高质量建设基层服务网络。按照有利于满足精神障碍社区康复服务对象需求、交通便利、场所安全、转诊便捷、公用基础设施完善等原则，并根据日间照料和居家支持等不同功能要求，推动精神障碍社区康复服务机构场所面积、承载能力、功能设计、设施配置、人员配备构成等的标准化建设，逐步建立权责清晰、内部制度完备的规范化运行管理机制。

3.统筹推进城乡精神障碍社区康复服务发展。拓展精神卫生医疗机构、社区卫生服务机构、乡镇卫生院等的技术支持和服务辐射范围；引导城市精神卫生优质服务资源到农村开展康复服务，通过驻点帮扶、人才培养、技术指导等方式提升农村地区精神障碍社区康复服务能力和水平；支持探索和推广适合农村地区的精神障碍社区康复服务模式，大力发展成本可负担、效果明显、方便可及的农村地区精神障碍社区康复服务。

（二）畅通精神障碍治疗与康复双向转介行动。

4.改进精神障碍社区康复转介信息服务。统筹利用现有资源，整合形成全国统一的精神障碍社区康复服务国家转介信息平台，对接国家数据共享交换平台，实现与国家严重精神障碍信息系统等数据交换共享，以县（市、区、旗）为单位，推进辖区内精神卫生医疗机构、基层医疗卫生机构、社区康复服务机构及康复对象需求信息的收集、整合和共享，为康复对象提供及时、高效、便捷的转介服务。开展全国精神障碍社区康复服务现状摸底调查，建立完善精神障碍社区康复服务机构和康复服务对象信息档案，提高精神障碍社区康复服务精准管理水平，从源头上实现精神障碍治疗与精神障碍社区康复服务有效衔接。

5.建立基于专业评估和自愿申请的转介登记机制。医疗机构对精神障碍患者开展出院康复评估、门诊就诊诊断评估，为符合条件的精神障碍患者及其监护人提供社区康复建议，引导其接受社区康复服务。对于有社区康复需求的严重精神障碍患者经患者及监护人同意后，有关医疗卫生机构通过国家严重精神障碍信息系统上传转介信息。全国转介信息平台通过国家数据共享交换平台获取患者评估转介数据。同时，精神障碍患者及监护人可通过精神卫生医疗机构或精神障碍社区康复服务机构的社会工作者自愿提出社区康复申请，由社会工作者审核评估康复需求后在全国转介信息平台登记。各类企事业单位、村（居）民委员会、社会组织和个人发现精神障碍患者社区康复需求时，可以通过相关机构、网络等适当渠道向全国转介信息平台提出登记申请，由社会工作者审核评估康复需求后给予登记。

6.完善精神障碍社区康复服务机构康复转介机制。全国转介信息平台接收转介申请后，应及时汇总、分派、转送至精神障碍社区康复服务机构。因缺少承接服务的精神障碍社区康复服务机构，需要患者等候时间超过3个月的，应在康复转介前由社会工作者再次审核申请人意愿和实际情况。精神障碍社区康复服务机构应及时组织精神科医生、护士、康复师、社会工作者等专业人员对服务对象进行综合评估，出具康复意见。精神障碍患者离开本地的，原精神障碍社区康复服务机构应及时通过全国转介信息平台，将患者信息推送至其新居住地精神障碍社区康复服务机构对其开展康复服务。精神障碍社区康复服务机构在开展康复服务前，应与康复对象及监护人签订知情同意书、服务协议等。精神卫生医疗机构和精神障碍社区康复服务机构建立绿色通道，康复对象在社区康复期间病情复发的，可通过所在精神障碍社区康复服务机构向精神卫生医疗机构快速转介。

7.建立完善精神障碍社区康复服务后转介机制。精神障碍社区康复服务机构应定期组织专业人员对康复对象的康复效果、疾病状态、生活自理能力、就业意愿和就业能力等情况开展定期转介评估，经评估符合转出条件的，按照不同需求进行推荐就业或公益性庇护性就业、申请其他类型社区康复服务、返回社区居住等转介服务，并将精神障碍社区康复服务后转介情况向全国转介信息平台登记结案。

各地要根据实际制定推行康复评估、后转介评估、知情同意、服务协议等方面的标准、程序和示范文本，规范服务转介及签约履约行为，鼓励有条件的地方使用电子协议。

（三）精神障碍社区康复服务供给能力提升行动。

8.统筹利用各类精神障碍社区康复服务资源。利用好城乡社区各类服务机构等场地资源，依托精神卫生医疗机构、心理健康和精神卫生防治机构、社区卫生服务机构等技术支持，发挥精神卫生福利机构、有条件的残疾人康复中心等的辐射带动作用，提高精神障碍社区康复服务供给能力。推动引入第三方评价机制，对精神障碍社区康复服务内容及形式、服务质量、服务对象满意度、业务培训、行业标准与法规制定等开展综合评价，并明确评价结果使用办法。

9.加快培育精神障碍社区康复服务多元市场主体。完善相关政策，鼓励社会力量通过公建民营、政府购买服务、政府和社会资本合作（PPP）等方式参与精神障碍社区康复服务供给。加大政府购买服务力度，明确政府购买服务的量化指标，支持提供精神障碍社区康复服务的社会服务机构和企业规模化、特色化、专业化发展。引导口碑好、经验丰富、专业素质强、服务质量高的品牌化社会服务机构发挥联动发展效应，每个地级市培育至少1家以提供精神障碍社区康复服务为主，专业化程度高、服务能力强、社会影响大的品牌化精神康复社会服务机构。

10.丰富发展精神障碍社区康复服务内容。丰富完善服药训练、生活技能训练、社交技能训练、职业能力训练、居家康复指导等基础服务内容，不断健全满足全面康复需要的全人服务网络。根据儿童、青少年、老年人等不同年龄段康复对象的特殊需求和特点，设计专门的康复服务内容，以提高康复服务效果。有条件的地区可探索运用5G、智能机器人、虚拟现实等信息技术手段，构建工作生活服务场景，提升康复服务效果。

11.推进精神障碍社区康复服务形式多样化。根据康复对象个性需求和实际情况，有针对性地提供日间训练和职业康复服务、过渡性住宿服务、居家支持和家庭支援、同伴支持、患者家属专家交流互助等多种形式的精神障碍社区康复服务。发挥社会工作者等精神障碍社区康复服务人员的创造性和自主性，大力推行个案管理、小组工作等精准康复服务形式。在制定机构运行和服务规范时，应增强服务的可及性、灵活性、个性化，避免形式主义、官僚主义，不得以过度标准化限制服务提供形式。开展相关工作过程当中，要严格保护服务对象隐私，保障数据信息安全，保护合法权益。

（四）高素质专业人才队伍建设行动。

12.加强精神障碍社区康复服务专业人才挖掘使用。重视解决精神障碍社区康复服务人才短缺问题，大力培育精神卫生社会工作者队伍，动员组织具备精神障碍社区康复服务知识和技能的社会志愿服务队伍，用好用足精神科医师、康复师、心理治疗师、心理咨询师、公共卫生医师、护士等专业技术人才，为精神障碍社区康复服务提供人力支持。到"精康融合行动"结束时，精神障碍社区康复服务机构中具有精神卫生、社会工作、心理健康相关专业学历的从业人员应占30%以上。分级分类建立"精康融合行动"专家指导组，广泛开展技术指导、评估督导和培训示范工作，不断提高精神障碍社区康复服务的专业性、规范性。

13.强化精神障碍社区康复服务从业人员督导培训。总结形成精神障碍社区康复服务理论与实践系统化课程，加强《精神障碍社区康复服务工作规范》宣贯，指导精神障碍社区康复服务从业人员根据实际需要接受岗前培训、集中培训、跟踪督导培训、职业技能培训。直接服务人员每年至少接受20小时的精神障碍康复专业知识培训，从事评估转介的社会工作者须经过精神障碍康复需求评估能力培训，切实提高从业人员素质能力，保障精神障碍社区康复服务效果和质量。推动将精神障碍社区康复服务理念、评估和转介列入精神科医师和护士培训内容，促进精神障碍诊疗和康复服务衔接。

14.提高精神障碍社区康复服务人才保障水平。根据实际建立日常岗位服务评价和激励保障制度，对满意度高、口碑较好、康复效果好的精神障碍社区康复服务优秀人才在职称评定或技能评定上给予倾斜考虑，实行体现专业服务价值激励导向的薪酬分配制度。鼓励精神障碍社区康复服务机构投保雇主责任险，为员工投保意外伤害保险、职业责任保险。

（五）精神障碍社区康复服务可持续发展保障行动。

15.强化政府政策引领推动作用。民政、卫生健康、残联等部门和单位通过统筹现有资源，积极支持"精康融合行动"实施，在政府购买服务、精神障碍社区康复服务人才引进和培训、精神障碍社区康复服务机构标准化建设等方面加大政策扶持力度。促进社会资本与中小精神障碍社区康复服务企业对接，落实企业税收优惠政策。支持符合条件的精神障碍社区康复服务企业发行社会领域产业专项债券。

16.引导社会资金筹集和使用。推动实施"精康融合行动"过程中，注意更好发挥第三次分配调节作用，引导鼓励爱心企业、慈善组织、基金会设立专项基金、开展公益捐赠，支持符合条件且认定为慈善组织的精神障碍社区康复服务社会服务机构依法取得公开募捐资格，提高可持续发展能力。完善激励保障措施，落实慈善捐赠的相关优惠政策，引导社会力量支持参与提供精神障碍社区康复服务。

（六）精神障碍社区康复服务支撑体系优化行动。

17.建立精神障碍社区康复服务记录和监管制度。建立服务记录和统计报告等运行监管制度，引导精神障碍社区康复服务机构采取信息化、电子化方式适当记录服务过程，作为监督依据。采取"双随机、一公开"、协同监管等方式加强精神障碍社区康复服务机构专业人才队伍稳定性、团队管理专业性、服务质量可控性、资金使用合规性等监管，不过度要求提供书面报告。通过设立监督电话、公众号等方式，为服务对象和社会公众提供监督渠道，促进精神障碍社区康复服务机构改进服务。

18.加强标准化建设和价格监管。加强精神卫生领域有关国家标准的实施推广，根据地方实际建立完善精神障碍社区康复服务标准体系，鼓励先行出台地方性法规、规章。扶持培育精神障碍社区康复服务行业组织，促进行业自律和组织地区间交流。规范精神障碍社区康复服务价格秩序，实行明码标价并以适当方式向社会公开，定价既要保证精神障碍社区康复服务机构可持续发展，也要考虑当地实际消费水平。规范精神障碍社区康复服务协议的价格条款，对随意涨价行为加强监管。精神障碍社区康复服务机构要制定突发事件处置应急预案，防范消除安全风险和隐患。

19.发挥正面宣传和社区支持作用。通过社区精神卫生健康宣传教育、政策宣传、公益广告等方式，引导社区居民接纳精神障碍患者。为精神障碍患者提供社区融入服务，推动其参加社区活动，建构社区关系网络。推动加强县（市、区、旗）、乡镇（街道）对城乡社区组织的指导，经常性走访了解辖区内精神障碍患者及家庭情况，帮助链接残疾人福利政策、职业康复等社会资源，改善患者家庭经济状况。

三、保障措施

20.加强组织领导。建立党委领导、政府负责、部门协作、社会参与的工作机制，统筹协调解决突出问题，整合和集中使用相关部门的资金、政策及设施等资源，确保"精康融合行动"稳妥有序推进实施。民政部门要推动社区、社会组织、社会工作者、社区志愿者、社会慈善资源"五社联动"支持精神障碍社区康复服务发展，推进精神障碍治疗、康复有机衔接和转介，加强精神障碍社区康复服务标准化体系建设，促进精神障碍社区康复服务广泛开展。财政部门要加强资金保障，民政、卫生健康、残联等部门和单位依法对精神障碍社区康复服务所涉及资金使用情况、政府购买精神障碍社区康复服务社会服务机构情况进行监督管理。卫生健康部门要将精神障碍社区康复服务纳入心理健康和精神卫生防治体系建设，提供精神卫生医疗服务和专业技术人才支持，促进精神障碍预防、治疗、康复衔接。指导医疗机构将精神障碍患者康复评估情况及建议告知患者及监护人，引导其接受社区康复服务，并将有关信息上传至严重精神障碍信息系统，实现与全国转介信息平台共享。残联要积极反映精神残疾人诉求，维护精神残疾人康复权益，将精神障碍社区康复与残疾人康复、托养、就业等服务共同推进。对病情稳定、有就业意愿且具备就业能力的精神障碍社区康复服务对象提供就业培训指导，做好推荐就业和公益性庇护性就业转介工作。

21.加大政策扶持。各地要落实好最低生活保障、城乡居民医疗保险、困难群众医疗救助、困难残疾人生活补贴和重度残疾人护理补贴、严重精神障碍患者监护职责以奖代补等政策。国家和省级有关部门形成政策合力，有条件的地方可创新发展政策，促进"精康融合行动"实施。

22.制定行动方案。各省级民政部门会同相关部门根据本通知精神，结合当地实际情况，细化深化实化"精康融合行动"推进方案，并报民政部备案。

23.加强督促落实。民政部将会同相关部门对推进方案实施情况进行跟踪监测，采取适当方式，通报各地"精康融合行动"进展情况；并适时征集发布一批"精康融合行动"优秀案例，确定一批基础扎实、示范性强的重点城市，发挥辐射示范作用。

民政部 财政部 国家卫生健康委 中国残疾人联合会

2022 年 12 月 29 日

《"健康中国 2030"规划纲要》摘要

第五章 塑造自主自律的健康行为

第三节 促进心理健康

加强心理健康服务体系建设和规范化管理。加大全民心理健康科普宣传力度，提升心理健康素养。加强对抑郁症、焦虑症等常见精神障碍和心理行为问题的干预，加大对重点人群心理问题早期发现和及时干预力度。加强严重精神障碍患者报告登记和救治救助管理。全面推进精神障碍社区康复服务。提高突发事件心理危机的干预能力和水平。到2030年，常见精神障碍防治和心理行为问题识别干预水平显著提高。

第四节 减少不安全性行为和毒品危害

强化社会综合治理，以青少年、育龄妇女及流动人群为重点，开展性道德、性健康和性安全宣传教育和干预，加强对性传播高危行为人群的综合干预，减少意外妊娠和性相关疾病传播。大力普及有关毒品危害、应对措施和治疗途径等知识。加强全国戒毒医疗服务体系建设，早发现、早治疗成瘾者。加强戒毒药物维持治疗与社区戒毒、强制隔离戒毒和社区康复的衔接。建立集生理脱毒、心理康复、就业扶持、回归社会于一体的戒毒康复模式，最大限度减少毒品社会危害。

第二十二章　加强健康人力资源建设

第一节　加强健康人才培养培训

加强医教协同，建立完善医学人才培养供需平衡机制。改革医学教育制度，加快建成适应行业特点的院校教育、毕业后教育、继续教育三阶段有机衔接的医学人才培养培训体系。完善医学教育质量保障机制，建立与国际医学教育实质等效的医学专业认证制度。以全科医生为重点，加强基层人才队伍建设。完善住院医师与专科医师培养培训制度，建立公共卫生与临床医学复合型高层次人才培养机制。强化面向全员的继续医学教育制度。加大基层和偏远地区扶持力度。加强全科、儿科、产科、精神科、病理、护理、助产、康复、心理健康等急需紧缺专业人才培养培训。加强药师和中医药健康服务、卫生应急、卫生信息化复合人才队伍建设。加强高层次人才队伍建设，引进和培养一批具有国际领先水平的学科带头人。推进卫生管理人员专业化、职业化。调整优化适应健康服务产业发展的医学教育专业结构，加大养老护理员、康复治疗师、心理咨询师等健康人才培养培训力度。支持建立以国家健康医疗开放大学为基础、中国健康医疗教育慕课联盟为支撑的健康教育培训云平台，便捷医务人员终身教育。加强社会体育指导员队伍建设，到2030年，实现每千人拥有社会体育指导员2.3名。

关于加强心理健康服务的指导意见

国卫疾控发〔2016〕77号

各省、自治区、直辖市卫生计生委、党委宣传部、综治办、发展改革委、教育厅（委、局）、科技厅（委）、公安厅（局）、民政厅（局）、司法厅（局）、财政厅（局）、人力资源社会保障厅（局）、文化厅（局）、工商局、新闻出版广电局、科学院、中医药局、工会、共青团省委、妇联、科协、残联、老龄办，新疆生产建设兵团卫生局、党委宣传部、综治办、发展改革委、教育局、科技局、公安局、民政局、司法局、财政局、人力资源社会保障局、文化局、工商局、新闻出版广电局、工会、共青团团委、妇联、科协、残联、老龄办；教育部各直属高校：

　　心理健康是影响经济社会发展的重大公共卫生问题和社会问题。为深入贯彻落实党的十八届五中全会和习近平总书记在全国卫生与健康大会上关于加强心理健康服务的要求，根据《精神卫生法》《"健康中国2030"规划纲要》和相关政策，现就加强心理健康服务、健全社会心理服务体系提出如下指导意见。

一、充分认识加强心理健康服务的重要意义

　　心理健康是人在成长和发展过程中，认知合理、情绪稳定、行为适当、

人际和谐、适应变化的一种完好状态。心理健康服务是运用心理学及医学的理论和方法，预防或减少各类心理行为问题，促进心理健康，提高生活质量，主要包括心理健康宣传教育、心理咨询、心理疾病治疗、心理危机干预等。心理健康是健康的重要组成部分，关系广大人民群众幸福安康、影响社会和谐发展。加强心理健康服务、健全社会心理服务体系是改善公众心理健康水平、促进社会心态稳定和人际和谐、提升公众幸福感的关键措施，是培养良好道德风尚、促进经济社会协调发展、培育和践行社会主义核心价值观的基本要求，是实现国家长治久安的一项源头性、基础性工作。

党中央、国务院高度重视心理健康服务和社会心理服务体系建设工作。习近平总书记在2016年全国卫生与健康大会上提出，要加大心理健康问题基础性研究，做好心理健康知识和心理疾病科普工作，规范发展心理治疗、心理咨询等心理健康服务。《国民经济和社会发展第十三个五年规划纲要》明确提出要加强心理健康服务。《"健康中国2030"规划纲要》要求加强心理健康服务体系建设和规范化管理。近年来，各地区各部门结合各自实际情况，从健全心理健康服务体系、搭建心理关爱服务平台、拓展心理健康服务领域、开展社会心理疏导和危机干预、建立专业化心理健康服务队伍等方面进行了积极探索，取得了一定成效，为进一步做好加强心理健康服务、健全社会心理服务体系工作奠定了基础。

当前，我国正处于经济社会快速转型期，人们的生活节奏明显加快，竞争压力不断加剧，个体心理行为问题及其引发的社会问题日益凸显，引起社会各界广泛关注。一方面，心理行为异常和常见精神障碍人数逐年增多，个人极端情绪引发的恶性案（事）件时有发生，成为影响社会稳定和公共安全的危险因素。另一方面，心理健康服务体系不健全，政策法规不完善，社会心理疏导工作机制尚未建立，服务和管理能力严重滞后。现有的心理健康服务状况远远不能满足人民群众的需求及经济建设的需要。加强心理健康服务、健全社会心理服务体系迫在眉睫。

加强心理健康服务，开展社会心理疏导，是维护和增进人民群众身心健康的重要内容，是社会主义核心价值观内化于心、外化于行的重要途径，是全面推进依法治国、促进社会和谐稳定的必然要求。各地区各部门要认真贯彻落实中央决策部署，从深化健康中国建设的战略高度，充分认识加强心理健康服务、健全社会心理服务体系的重要意义，坚持问题导向，增强责任意识，自觉履行促进群众心理健康责任，加强制度机制建设，为实现"两个一百年"奋斗目标和中华民族伟大复兴的中国梦作出积极贡献。

二、总体要求

1.指导思想

全面贯彻党的十八大和十八届三中、四中、五中、六中全会精神，深入学习贯彻习近平总书记系列重要讲话精神和治国理政新理念、新思想、新战略，按照《精神卫生法》《国民经济和社会发展第十三个五年规划纲要》等法律政策要求，落实健康中国建设战略部署，强化政府领导，明确部门职责，完善心理健康服务网络，加强心理健康人才队伍建设。加强重点人群心理健康服务，培育心理健康意识，最大限度满足人民群众心理健康服务需求，形成自尊自信、理性平和、积极向上的社会心态。

2.基本原则

——预防为主，以人为本。全面普及和传播心理健康知识，强化心理健康自我管理意识，加强人文关怀和生命教育，消除对心理问题的偏见与歧视，预防和减少个人极端案（事）件发生。

——党政领导，共同参与。进一步强化党委政府加强心理健康服务、健全社会心理服务体系的领导责任，加强部门协调配合，促进全社会广泛参与，单位、家庭、个人尽力尽责。

——立足国情，循序渐进。从我国基本国情和各地实际出发，将满足群众需求与长远制度建设相结合，逐步建立健全心理健康和社会心理服务体系。

——分类指导，规范发展。坚持全民心理健康素养提高和个体心理疏导相结合，满足不同群体心理健康服务需求，促进心理健康服务科学、规范、有序发展。

3.基本目标

到2020年，全民心理健康意识明显提高。各领域各行业普遍开展心理健康教育及心理健康促进工作，加快建设心理健康服务网络，服务能力得到有效提升，心理健康服务纳入城乡基本公共服务体系，重点人群心理健康问题得到关注和及时疏导，社会心理服务体系初步建成。

到2030年，全民心理健康素养普遍提升。符合国情的心理健康服务体系基本健全，心理健康服务网络覆盖城乡，心理健康服务能力和规范化水平进一步提高，常见精神障碍防治和心理行为问题识别、干预水平显著提高，心理相关疾病发生的上升势头得到缓解。

三、大力发展各类心理健康服务

4.全面开展心理健康促进与教育。各地要结合培育和践行社会主义核心价值观，将提高公民心理健康素养作为精神文明建设的重要内容，充分发挥我国优秀传统文化对促进心理健康的积极作用。结合"世界精神卫生日"及心理健康相关主题活动等，广泛开展心理健康科普宣传。各级宣传和新闻出版广播电视部门要充分利用广播、电视、书刊、影视、动漫等传播形式，组织创作、播出心理健康宣传教育精品和公益广告，利用影视、综艺和娱乐节目的优势传播自尊自信、乐观向上的现代文明理念和心理健康意识。各地基层文化组织要采用群众喜闻乐见的形式，将心理健康知识融入群众文化生活。创新宣传方式，广泛运用门户网站、微信、微博、手机客户端等平台，传播心理健康知识，倡导健康生活方式，提升全民心理健康素养，培育良好社会心态。各类媒体要树立正确的舆论导向，在传播心理健康知识与相关事件报导中要注重科学性、适度性和稳定性，营造健康向上的社会心理氛围。倡导"每个人是自己心理健康第一责任人"的理念，引导公民在日常生活中有意识地营造积极心态，预防不良心态，学会调适情绪困扰与心理压力，积极自助。（国家卫生计生委、中宣部、文化部、新闻出版广电总局按职责分工负责）

5.积极推动心理咨询和心理治疗服务。充分发挥心理健康专业人员的引导和支持作用，帮助公民促进个性发展和人格完善，更好地进行人生选择，发展自身潜能，解决生活、学习、职业发展、婚姻、亲子、人际交往等方面的心理困扰，预防心理问题演变为心理疾病，促进和谐生活，提升幸福感。

倡导大众科学认识心理行为问题和心理疾病对健康的影响，将提高心理健康意识贯穿终生，逐步消除公众对心理疾病的病耻感，引导心理异常人群积极寻求专业心理咨询和治疗。各级各类医疗机构和专业心理健康服务机构要主动发现心理疾病患者，提供规范的心理疾病诊疗服务，减轻患者心理痛苦，促进患者康复。（国家卫生计生委、国家中医药局按职责分工负责）

6.重视心理危机干预和心理援助工作。建立和完善心理健康教育、心理热线服务、心理评估、心理咨询、心理治疗、精神科治疗等衔接递进、密切合作的心理危机干预和心理援助服务模式，重视和发挥社会组织和社会工作者的作用。将心理危机干预和心理援助纳入各类突发事件应急预案和技术方案，加强心理危机干预和援助队伍的专业化、系统化建设，定期开展培训和演练。在突发事件发生时，立即开展有序、高效的个体危机干预和群体危机管理，重视自杀预防。在事件善后和恢复重建过程中，依托各地心理援助专业机构、社会工作服务机构、志愿服务组织和心理援助热线，对高危人群持续开展心理援助服务。（国家卫生计生委牵头，中央综治办、民政部等相关部门按职责分工负责）

四、加强重点人群心理健康服务

7.普遍开展职业人群心理健康服务。各机关、企事业和其他用人单位要把心理健康教育融入员工思想政治工作，制订实施员工心理援助计划，为员工提供健康宣传、心理评估、教育培训、咨询辅导等服务，传授情绪管理、压力管理等自我心理调适方法和抑郁、焦虑等常见心理行为问题的识别方法，为员工主动寻求心理健康服务创造条件。对处于特定时期、特定岗位、经历特殊突发事件的员工，及时进行心理疏导和援助。（各部门分别负责）

8.全面加强儿童青少年心理健康教育。学前教育机构应当关注和满足儿童心理发展需要，保持儿童积极的情绪状态，让儿童感受到尊重和接纳。特殊教育机构要针对学生身心特点开展心理健康教育，注重培养学生自尊、自信、自强、自立的心理品质。中小学校要重视学生的心理健康教育，培养积极乐观、健康向上的心理品质，促进学生身心可持续发展。高等院校要积极开设心理健康教育课程，开展心理健康教育活动；重视提升大学生的心理调适能力，保持良好的适应能力，重视自杀预防，开展心理危机干预。共青团等组织要与学校、家庭、社会携手，开展"培育积极的心理品质，培养良好的行为习惯"的心理健康促进活动，提高学生自我情绪调适能力，尤其要关心留守儿童、流动儿童心理健康，为遭受学生欺凌和校园暴力、家庭暴力、性侵犯等儿童青少年提供及时的心理创伤干预。（教育部牵头，民政部、共青团中央、中国残联按职责分工负责）

9.关注老年人、妇女、儿童和残疾人心理健康。各级政府及有关部门尤其是老龄办、妇联、残联和基层组织要将老年人、妇女、儿童和残疾人心理健康服务作为工作重点。充分利用老年大学、老年活动中心、基层老年协会、妇女之家、残疾人康复机构、有资质的社会组织等宣传心理健康知识。通过培训专兼职社会工作者和心理工作者、引入社会力量等多种途径，为空巢、丧偶、失能、失智、留守老年人、妇女、儿童、残疾人和计划生育特殊家庭提供心理辅导、情绪疏解、悲伤抚慰、家庭关系调适等心理健康服务。鼓励有条件的地区适当扩展老年活动场所，组织开展健康有益的老年文体活动，丰富广大老年人精神文化生活，在老年人生病住院、家庭出现重大变故时及时关心看望。加强对孕产期、更年期等特定时期妇女的心理关怀，对遭受性侵犯、家庭暴力等妇女及时提供心理援助。加强对流动、留守妇女和儿童的心理健康服务。鼓励婚姻登记机构、婚姻家庭纠纷调解组织等积极开展婚姻家庭辅导服务。发挥残疾人社区康复协调员、助残社会组织作用，依托城乡社区综合服务设施，广泛宣传心理健康知识，为残疾儿童家长、残疾人及其亲友提供心理疏导、康复经验交流等服务。通过开展"志愿助残阳光行动"、"邻里守望"等群众性助残活动，为残疾人提供心理帮助。护理院、养老机构、残疾人福利机构、康复机构要积极引入社会工作者、心理咨询师等力量开展心理健康服务。（民政部、全国妇联、中国残联、全国老龄办按职责分工负责）

10.重视特殊人群心理健康服务。健全政府、社会、家庭"三位一体"的帮扶体系，加强人文关怀和心理疏导，消除对特殊人群的歧视，帮助特殊人群融入社会。各地综治、公安、司法行政、民政、卫生计生等部门要高度关注流浪乞讨人员、服刑人员、刑满释放人员、强制隔离戒毒人员、社区矫正人员、社会吸毒人员、易肇事肇祸严重精神障碍患者等特殊人群的心理健康。加强心理疏导和危机干预，提高其承受挫折、适应环境能力，预防和减少极端案（事）件的发生。（中央综治办牵头，公安部、民政部、司法部、国家卫生计生委、中国残联按职责分工负责）

11.加强严重精神障碍患者服务。各级综治、公安、民政、司法行政、卫生计生、残联等单位建立精神卫生综合管理小组，多渠道开展患者日常发现、登记、随访、危险性评估、服药指导等服务。动员社区组织、患者家属参与居家患者管理服务。做好基本医疗保险、城乡居民大病保险、医疗救助、疾病应急救助等制度的衔接，逐步提高患者医疗保障水平。做好贫困患者的社会救助工作。建立健全精神障碍社区康复服务体系，大力推广"社会化、综合性、开放式"的精神障碍康复模式，做好医疗康复和社区康复的有效衔接。（中央综治办、公安部、民政部、司法部、人力资源和社会保障部、国家卫生计生委、中国残联按职责分工负责）

五、建立健全心理健康服务体系

12.建立健全各部门各行业心理健康服务网络。各级机关和企事业单位依托本单位工会、共青团、妇联、人力资源部门、卫生室（或计生办），普遍设立心理健康辅导室，培养心理健康服务骨干队伍，配备专（兼）职心理健康辅导人员。教育系统要进一步完善学生心理健康服务体系，提高心理健康教育与咨询服务的专业化水平。每所高等院校均设立心理健康教育与咨询中心（室），按照师生比不少于1∶4000配备从事心理辅导与咨询服务的专业教师。中小学校设立心理辅导室，并配备专职或兼职教师。学前教育和特殊教育机构要配备专（兼）职心理健康工作人员。公安、司法行政等部门要根据行业特点普遍设立心理服务机构，配备专业人员，成立危机干预专家组，对系统内人员和工作对象开展心理健康教育、心理健康评估和心理训练等服务。（各部门分别负责）

13.搭建基层心理健康服务平台。将心理健康服务作为城乡社区服务的重要内容，依托城乡社区综合服务设施或基层综治中心建立心理咨询（辅导）室或社会工作室（站），配备心理辅导人员或社会工作者，协调组织志愿者，对社区居民开展心理健康宣传教育和心理疏导。各级政府及有关部门要发挥社会组织和社会工作者在婚姻家庭、邻里关系、矫治帮扶、心理疏导等服务方面的优势，进一步完善社区、社会组织、社会工作者三社联动机制，通过购买服务等形式引导社会组织、社会工作者、志愿者积极参与心理健康服务，为贫困弱势群体和经历重大生活变故群体提供心理健康服务，确保社区心理健康服务工作有场地、有设施、有保障。（中央综治办、民政部、国家卫生计生委按职责分工负责）

14.鼓励培育社会化的心理健康服务机构。鼓励心理咨询专业人员创办社会心理健康服务机构。各级政府有关部门要积极支持培育专业化、规范化的心理咨询、辅导机构，通过购买社会心理机构的服务等形式，向各类机关、企事业单位和其他用人单位、基层组织及社区群众提供心理咨询服务，逐步扩大服务覆盖面，并为弱势群体提供公益性服务。社会心理咨询服务机构要加大服务技能和伦理道德的培训，提升服务能力和常见心理疾病的识别能力。（国家卫生计生委、民政部、工商总局按职责分工负责）

16.加强医疗机构心理健康服务能力。卫生计生等部门要整合现有资源，进一步加强心理健康服务体系建设，支持省、市、县三级精神卫生专业机构提升心理健康服务能力，鼓励和引导综合医院开设精神（心理）科。基层医疗卫生机构普遍配备专职或兼职精神卫生防治人员。各级各类医疗机构在诊疗服务中加强人文关怀，普及心理咨询、治疗技术在临床诊疗中的应用。精神卫生专业机构要充分发挥引领示范作用，对各类临床科室医务人员开展心理健康知识和技能培训，注重提高抑郁、焦虑、老年痴呆、孤独症等心理行为问题和常见精神障碍的筛查识别、处置能力。要建立多学科心理和躯体疾病联络会诊制度，与高等院校和社会心理服务机构建立协作机制，实现双向转诊。妇幼保健机构要为妇女儿童开展心理健康教育，提供心理健康咨询与指导、心理疾病的筛查与转诊服务。各地要充分发挥中医药在心理健康服务中的作用，加强中医院相关科室建设和人才培养，促进中医心理学发展。基层医疗卫生机构和全科医师要大力开展心理健康宣传和服务工作，在专业机构指导下，探索为社区居民提供心理评估服务和心理咨询服务，逐步将儿童常见心理行为问题干预纳入儿童保健服务。监管场所和强制隔离戒毒场所的医疗机构应当根据需要积极创造条件，为被监管人员和强制隔离戒毒人员提供心理治疗、心理咨询和心理健康指导。（国家卫生计生委牵头，教育部、公安部、司法部、国家中医药局按职责分工负责）

六、加强心理健康人才队伍建设

16.加强心理健康专业人才培养。教育部门要加大应用型心理健康专业人才培养力度，完善临床与咨询心理学、应用心理学等相关专业的学科建设，逐步形成学历教育、毕业后教育、继续教育相结合的心理健康专业人才培养制度。鼓励有条件的高等院校开设临床与咨询心理学相关专业，建设一批实践教学基地，探索符合我国特色的人才培养模式和教学方法。医学、教育、康复、社会工作等相关专业要加强心理学理论教学和实践技能培养，促进学生理论素养和实践技能的全面提升。依托具有资质和良好声誉的医疗机构、高等院校、科研院所及社会心理健康服务机构建立实践督导体系。（教育部牵头，民政部、国家卫生计生委、中科院配合）

17.促进心理健康服务人才有序发展。人力资源和社会保障部门要加强心理咨询师资格鉴定的规范管理，进一步完善全国统一的心理咨询师国家职业标准。加强对心理咨询师培训的管理，改进鉴定考核方式，加强实践操作技能考核。对理论知识考试和实践操作技能考核都合格的考生核发职业资格证书，并将其信息登记上网，向社会提供查询服务，加强监督管理。（人力资源和社会保障部牵头）

卫生计生部门要进一步加强心理健康专业人员培养和使用的制度建设。各级各类医疗机构要重视心理健康专业人才培养，鼓励医疗机构引进临床与咨询心理、社会工作专业的人才，加强精神科医师、护士、心理治疗师、心理咨询师、康复师、医务社会工作者等综合服务团队建设。积极培育医务社会工作者队伍，充分发挥其在医患沟通、心理疏导、社会支持等方面优势，强化医疗服务中的人文关怀。（国家卫生计生委牵头）

各部门、各行业对所属心理健康服务机构和人员加强培训、继续教育及规范管理，制定本部门本行业心理健康服务标准和工作规范，明确岗位工作要求，定期进行考评。（各部门分别负责）

18.完善心理健康服务人才激励机制。各有关部门要积极设立心理健康服务岗位，完善人才激励机制，逐步将心理健康服务人才纳入专业技术岗位设置与管理体系，畅通职业发展渠道，根据行业特点分类制定人才激励和保障政策。在医疗服务价格改革中，要注重体现心理治疗服务的技术劳务价值。要加大专业人才的培训和继续教育工作力度，帮助专业人才实现自我成长和能力提升。鼓励具有相关专业背景并热心大众心理健康服务的组织和个人，积极参加心理健康知识宣传普及等志愿服务。（国家发展改革委、民政部、财政部、人力资源和社会保障部、国家卫生计生委按职责分工负责）

19.发挥心理健康服务行业组织作用。在卫生计生行政部门指导下，建立跨专业、跨部门的国家心理健康服务专家组，充分发挥心理健康服务行业组织作用，对各部门各领域开展心理健康服务提供技术支持和指导。依托专家组和行业组织，制订心理健康服务机构和人员登记、评价、信息公开等工作制度，建立国家和区域心理健康服务机构和人员信息管理体系，将相关信息纳入国家企业信用信息公示系统和国家统一的信用信息共享交换平台。对各类心理健康机构服务情况适时向社会公布，逐步形成"优胜劣汰"的良性运行机制。要建设一批心理健康服务示范单位。心理健康服务行业组织要充分发挥桥梁纽带作用，协助政府部门制定行业技术标准和规范，建立行规行约和行业自律制度，向行业主管部门提出违规者惩戒和退出建议。要开展心理健康服务机构管理者和从业人员的继续教育，不断提升心理健康服务行业整体服务水平。发挥心理健康相关协会、学会等社团组织作用，加强心理健康学术交流、培训、科学研究等工作，促进心理健康服务规范发展。（国家卫生计生委牵头，民政部、科协、中科院等相关部门配合）

七、加强组织领导和工作保障

20.加强组织领导。各级党委、政府要将加强心理健康服务、健全社会心理服务体系作为健康中国建设重要内容，纳入当地经济和社会发展规划，并作为政府目标管理和绩效考核的重要内容。要建立健全党政领导、卫生计生牵头、综治协调、部门各负其责、各方积极配合的心理健康服务和社会心理服务体系建设工作机制和目标责任制，推动形成部门齐抓共管、社会力量积极参与、单位家庭个人尽力尽责的工作格局。要把心理健康教育作为各级各类领导干部教育培训的重要内容，把良好的心理素质作为衡量干部综合能力的重要方面，全面提升党员领导干部的心理素质。（各相关部门按职责分工

负责）

21.明确部门职责。各部门各行业要做好本部门本行业内人员的心理健康教育和心理疏导等工作。卫生计生部门牵头心理健康服务相关工作，制订行业发展相关政策和服务规范，指导行业组织开展工作，并会同有关部门研究心理健康服务相关法律及制度建设问题。综治机构做好社会心理服务疏导和危机干预，并将其纳入综治（平安建设）考评内容。宣传、文化、新闻出版广播电视部门负责协调新闻媒体、各类文化组织开展心理健康宣传教育。发展改革部门负责将心理健康服务、社会心理服务体系建设纳入国民经济和社会发展规划，完善心理健康服务项目价格政策。教育部门负责完善心理健康相关学科建设，加强专业人才培养，健全各级教育机构心理健康服务体系，组织各级各类学校开展学生心理健康服务工作。科技部门加大对心理健康服务相关科学技术研究的支持力度，并加强科技成果转化。公安、司法行政部门负责完善系统内心理健康服务体系建设，建立重大警务任务前后心理危机干预机制，组织开展被监管人员和强制隔离戒毒人员的心理健康相关工作。民政部门负责引导与管理城乡社区组织、社会组织、社会工作者参与心理健康服务，推动心理健康领域社会工作专业人才队伍建设。财政部门加大心理健康服务投入并监督使用。人力资源和社会保障部门负责心理咨询师职业资格鉴定工作的规范管理。工商部门对未经许可擅自从事心理咨询和心理治疗的机构，依有关主管部门提请，依法予以吊销营业执照。中医药管理部门负责指导中医医疗机构做好心理健康服务相关工作。工会、共青团、妇联、残联、老龄办等组织负责职业人群和儿童青少年、妇女、残疾人、老年人等特定工作对象的心理健康服务工作。各相关部门要根据本指导意见制定实施方案。（各相关部门按职责分工负责）

22.完善法规政策。不断完善心理健康服务的规范管理，研究心理健康服务相关法律问题，探索将心理健康专业人员和机构纳入法制化管理轨道，加快心理健康服务法制化建设。各地各部门要认真贯彻执行《精神卫生法》，并根据工作需要，及时制定加强心理健康服务、健全社会心理服务体系的相关制度和管理办法。鼓励各地结合本地实际情况，建立心理健康服务综合试点，充分发挥先行先试优势，不断改革创新，将实践探索得来的好经验好方法通过地方性法规、规章制度、政策等形式固化下来，为其他地区加强心理健康服务、健全社会心理服务体系提供示范引导。（国家卫生计生委牵头，相关部门配合）

23.强化基础保障。要积极落实基层组织开展心理健康服务和健全社会心理服务体系的相关政策，加大政府购买社会工作服务力度，完善政府购买社会工作服务成本核算制度与标准规范。要建立多元化资金筹措机制，积极开拓心理健康服务公益性事业投融资渠道。鼓励社会资本投入心理健康服务领域。（民政部、财政部、国家卫生计生委按职责分工负责）

24.加强行业监管。以规范心理健康服务行为、提高服务质量和提升服务水平为核心，完善心理健康服务监督机制，创新监管方式，推行属地化管理，规范心理健康服务机构从业行为，强化服务质量监管和日常监管。心理健康服务行业组织要定期对心理健康服务机构进行评估，将评估结果作为示范单位、实践基地建设和承接政府购买服务项目的重要依据。加强对心理健康数据安全的保护意识，建立健全数据安全保护机制，防范因违反伦理、安全意识不足等造成的信息泄露，保护个人隐私。（国家卫生计生委牵头，相关部门配合）

25.加强心理健康相关科学研究。大力开展心理健康相关的基础和应用研究，开展本土化心理健康基础理论的研究和成果转化及应用。针对重点人群的心理行为问题和危害人民群众健康的重点心理疾病，开展生物、心理、社会因素综合研究和心理健康问题的早期识别与干预研究，推广应用效果明确的心理干预技术和方法；鼓励开展以中国传统文化、中医药为基础的心理健康相关理论和技术的实证研究，逐步形成有中国文化特色的心理学理论和临床服务规范。加强心理健康服务相关法律与政策等软科学研究，为政策法规制订实施提供科学依据。鼓励开展基于互联网技术的心理健康服务相关设备和产品研发，完善基础数据采集和平台建设。加强国际交流与合作，吸收借

鉴国际先进科学技术及成功经验。（科技部牵头，教育部、国家卫生计生委、中科院、国家中医药局等相关部门配合）

国家卫生计生委　　　　　　　中宣部

中央综治办　　　　　　国家发展改革委

教育部　　　　　　　　科技部

公安部　　　　　　　　民政部

司法部　　　　　　　　财政部

人力资源社会保障部　　　　　　文化部

工商总局　　　　　　新闻出版广电总局

中科院　　　　　　　国家中医药局

全国总工会　　　　　　共青团中央

全国妇联　　　　　　　中国科协

中国残联　　　　　　　全国老龄办

2016 年 12 月 30 日

中国疾病预防控制中心精神卫生中心
关于印发严重精神障碍管理治疗工作规范
相关补充材料的通知（节选附录2）

（中疾控精卫发〔2018〕5号）

严重精神障碍患者个案管理服务计划

一、定义

个案管理是指对已经明确诊断的患者，根据其病情和心理社会功能特点与需求，通过评估其精神症状、功能损害或面临的主要问题，有针对性地制定阶段性康复方案和措施（又称"个体服务计划"）并实施，使患者得到持续有效治疗，生活能力和劳动能力得到恢复，重返社会。

二、工作人员

由基层医疗卫生机构、社区康复机构和精神卫生医疗机构共同组建个案管理团队，一般是精神科医师、精神科护士、精防人员、心理咨询师、康复师、社会工作者、志愿者等组成的多学科团队。个案管理团队指定一名成员作为个案管理员，具体负责个体服务计划的实施，指导、督促和帮助患者。多学科团队根据各自的专业特长分工合作，共同讨论，从不同视角为患者提供多层面的治疗康复服务。

三、服务对象

有需求的严重精神障碍患者。在资源不足的情况下应当优先考虑病情基本稳定、新出院、慢性衰退患者。

四、服务内容和步骤

个体服务计划由个案管理员与患者及家属共同制订和执行。病情基本稳定者的个案管理旨在改善患者精神症状和提高服药依从性，降低危险行为的发生；新出院者旨在稳定患者精神症状、加强对疾病的认识、提高主动服药能力、预防复发；慢性衰退者旨在改善患者的生活技能和劳动能力。

（一）准备工作

1.个案管理团队认真阅读病历，与转介工作人员会谈，确定是否符合个案管理的实施要求，与患者及家属约定共同制订个体服务计划的时间。

2.首次会谈应了解患者及家属的求助意愿，对问题进行简单评估，澄清期望（介绍服务范围、告诉患者和家属需要双方共同努力解决问题）。

3.收集个人基本信息、病情、家庭及社会情况等资料。

（二）步骤及内容

第一步：评估现况。选择适宜的场所与患者和家属进行正式会谈和评估。内容包括个案管理员自我介绍、介绍会谈主要目的、患者自我介绍、对患者各个领域进行系统评估。评估包括以下10个方面：

（1）精神健康：以精神检查为主，可辅助量表测查。当前精神症状，包括阳性和阴性症状，以及精神症状对患者和他人的影响。是否规律复诊，服药依从性，药物不良反应；可能存在的复发迹象，如失眠、情绪波动等。患者对所患疾病的认识，对疾病治疗和康复的期望，因疾病带来的压力和耻感。

（2）躯体健康：营养和饮食状况，对躯体健康的认识。有无躯体疾病，如高血压或糖尿病等，对治疗药物的了解程度。最后一次体检时间和结果。就医是否方便。

（3）日常生活：日常生活的能力，如生活自理、规律作息、分担家务等是独立进行，还是需人督促，或完全不能进行。兴趣爱好，能否主动参加休闲活动及活动频率等。患者承担家庭职责、与家庭成员的关系、与家人的相处情况。

（4）社会关系：与他人进行沟通的能力，能否主动与他人进行交谈；朋友数量，与朋友的关系和接触的频度，友谊维持时间长短；喜欢和他人在一起还是喜欢独处，是否需要他人帮助来维持人际关系。

（5）工作学习：当前工作和学习的兴趣、动机和能力，从事工作和学习的类型、时间、地点，能否胜任等；既往工作和教育经历。

（6）风险评估：患者当前的情绪和躯体情况，既往冲动行为，包括自伤、自杀、暴力和攻击，以及对家庭成员尤其是儿童的安全威胁等。

（7）经济领域：患者和家庭收入、患者有无劳动性收入、财务管理能力和支出合理性。

（8）居住领域：独居或与他人同住，同住人员的关系，住房及居住环境。

（9）家庭监护：婚姻状况、有无监护人。家庭成员对患者的态度和情感表达、家庭成员之间的关系和密切程度、有无家庭暴力或虐待等。

（10）权益保障：患者享有的权益保障情况，有无医疗保险，是否享受医疗救助、低保、残疾人补贴、监护人补贴等救治救助政策。

第二步：明确问题。协助患者列出问题，排出轻重缓急和优先次序，确定主要问题，协助其明确想要的结果。在不同阶段主要问题可能不同，每次评估后设定的主要问题不宜太多，以不超过3个为好。如患者评估的结果是病情不稳定、家庭成员对治疗失去信心，那么主要问题就是治疗和家庭对疾病的态度问题。明确主要问题后，才能制订针对性的服务和康复措施。

第三步：确定目标。目标是患者和个案管理员共同协商的结果，应与患者和个案管理员解决问题的能力一致，切实可行且通俗易懂。先确定总目标，再分步设定阶段目标。个案管理员、患者和家属经充分讨论后，根据明确的问题，有针对性地进行康复。如患者的主要问题是始动性差，个人生活非常懒散被动，那么近期目标可以是主动料理个人生活，远期目标可以是参加社区活动。

第四步：制订指标。根据确定的目标，制订几个细化的客观指标。指标要具体、可测量、可达到、相关、及时。如生活懒散的患者，指标可能是按时起床，每周洗澡一次，自觉洗漱。

第五步：达标策略。采用切实可行、患者和家属愿意采纳的具体措施，一般分为医疗和生活职业能力康复两部分。医疗康复主要包括制定药物治疗方案、服药管理训练和药物不良反应处置；生活职业能力康复主要包括个人日常生活、家务劳动、家庭关系、社会人际交往、社区适应、职业与学习等措施。制定和实施个案管理策略应在医疗康复基础上，实施生活职业能力康复。

第六步：明确责任。在个案管理中，患者、家属和个案管理员是一个工作团队，需三者共同参与和协商制订个体服务计划。患者是服务对象，又是团队成员。家属在患者康复中非常重要，应在个案管理人员的指导下，监督和协助计划实施。个案管理员是团队中的专业人员，要对个体服务计划的科学性、可行性负责，对计划实施进行监督和检查。制定个体服务计划要明确责任人，即每项策略均应确定具体负责人。

第七步：检查进度。根据患者特点和病情，定期（2—4周）召开个案管理团队例会，检查计划实施进度，评估所制定目标的完成情况和存在问题，每半年全面评估服务计划，确定是否结案或制订下一步计划。检查进度时以鼓励为主。患者完成服务计划时，要及时给予鼓励，肯定成绩，然后进入下一个服务计划的制订。对没有完成者，首先要询问和分析原因，不要责备患者，根据情况检查原计划制订的合理性，进一步调整目标，保证能够完成。

（三）结案

个案管理员和患者双方感觉已达到目标，双方均有结案意愿，或患者觉得离开个案管理员后有能力解决自己的问题时可结案。有些情况下，结案并不意味着患者的问题得到了彻底解决，如患者对个案管理员明显不信任，双方都认为结案是一种比较好的选择，出现类似情况时，结案后应进行转案工作。

智慧凝练篇

ZHIHUI
NINGLIANPIAN

创新五社联动，营造美好社区

——浅谈社会心理服务体系的基层落实

李文思

一、相关政策背景与内容解读

2013年，《民政部 财政部关于加快推进社区社会工作服务的意见》首次提出，"建立健全社区、社会组织和社会工作专业人才联动服务机制"。2016年，中共中央办公厅、国务院办公厅印发《关于改革社会组织管理制度促进社会组织健康有序发展的意见》，首次在中央文件中提出"建立社区社会组织与社区建设、社会工作联动机制，促进资源共享、优势互补"。2017年，《中共中央 国务院关于加强和完善城乡社区治理的意见》进一步要求推进社区、社会组织、社会工作"三社联动"，完善社区组织发现居民需求、统筹设计服务项目、支持社会组织承接、引导专业社会工作团队参与的工作体系。随着"三社联动"逐步成为推动我国基层社会治理创新的一项重要机制，一些地区基于发展实际，不断丰富和拓展"三社联动"的内涵。在"三社联动"的基础上，创新性地引入"社区企业"和"社区基金"，探索"五社联动"新机制。

2021年7月，《中共中央 国务院关于加强基层治理体系和治理能力现代化建设的意见》印发，作为推进新时代基层治理现代化建设的纲领性文件，该意见的印发实施，为加强和创新基层社会治理提供了战略指引。其中，"五社联动"机制被写入中央文件，意味着"五社联动"从地方创新经验上升为国家政策。

作为社会治理格局的四大体系之一，社会心理服务体系具有自身的特殊内涵和社会机制，在"五社联动"立足社区的过程中发挥了积极重要的作用。党的十九大报告指出："加强社会心理服务体系建设，培育自尊自信、理性平和、积极向上的社会心态。"党的十九届四中全会通过的《中共中央关于坚持和完善中国特色社会主义制度 推进国家治理体系和治理能力现代化若干重大问题的决定》中再次强调，"健全社会心理服务体系和危机干预机制，完善社会矛盾纠纷多元预防调处化解综合机制"。随着党的十九大以来社会心理服务体系建设的层层实施与推进，社会心理服务体系由顶层制度和基本框架逐渐下沉至基层社区，从心理的角度深入解决社会实际问题，助力新时代美好社区的多维度实现。

二、践行社工使命，营造美好社区

社区是当代社会人民实现幸福美好生活的基本载体。在快速城镇化背景下，社区类型多样化，人民的需求日益复杂化，人民日益增长的美好生活需要和不平衡不充分的发展之间的矛盾成为当前的主要社会痛点，这一点，在社区层面表现得尤为尖锐和突出，因此，多元主体共同参与的社区治理局面正在出现。

融入民生保障，以社区为立足点推动社会治理大局，新的时代对社会工作者提出了更高的要求。健全城乡"五社联动"机制，可以广泛汇集社会资源，更好地回应社区居民的多样化、个性化服务需求。

"美好社区"的概念与实践由中国社会工作联合会提出并发起，通过聚焦城乡社区治理和社区服务创新，发挥社工专业优势，以社区、社会组织、社区企业、社区基金、社会工作者的"五社联动"为基础，整合多方跨界资源，通过"社会治理—社区营造—社区服务—社区公益"四个维度，共同重建城乡社区居民的生计、社会文化生活和生态，助力城乡美好社区建设和人民美好生活实现。

社会治理的基础在社区。扎根城乡社区，依托遍布全国的社会工作服务网络，开展社区矫正、社区戒毒、社区康复、矛盾调解、社会救助、社会心理服务体系建设等，助力社会治理创新和平安中国、健康中国建设。

社区营造则是从社区生活出发，运用"五社联动"机制重塑社区的主体性，增进社区的信任和关系网络，集合各种社会力量与资源，通过社区中人的动员和行动，促成社区完成自组织、自治理和自发展的过程。

社区服务是指以劳务的形式改善和发展包括困难群众以及广泛人群的社会福祉的社会活动。服务内容基本涵盖广大社区居民的物质生活和精神生活的各个领域，包括妇女、儿童、老年人、残疾人、青壮年和优抚对象、驻社区单位等各类群体，覆盖社区教育、社区文化、社区环境、社区安全、社区保障等领域。

社区公益旨在通过社区平台，整合各方公益资源，经由专业社会工作服务，需要救助、照顾、关怀的各类困境人群可以得到便捷的帮助。

基于以上四个维度的指引，随着项目在各地的开展，诸多实践案例虽然在主题和内容上存在差异，但在实施过程中都非常注重社区多元主体的参与和联动，尝试打造"多元共营"的社区治理共同体。

三、美好社区概念下的社会心理服务

社会心理服务体系建设是推进新时代社会治理创新的关键命题。持续提升人民群众的身心健康素质，健全多层次社会心理保障体系，将社会心理服务深入基层，对不断实现人民对美好生活的向往具有十分重要的意义。

建设社会心理服务体系核心在于社会心理服务需求是人民现实的心理需要，社会心理服务供给是充分发挥制度优势，符合中国现实国情的资源配置。

当前，我国人民的心理需要不仅包括解决心理问题、维护心理健康，还包括提升心理素质、提高生活品质，获得更多的幸福感和安全感，而这些需要的满足，与公共政策、社会氛围、文化背景乃至自然环境息息相关。

社区是人们幸福生活的基本载体，也是心理服务精准落地的"最后一公里"。对于建设社会心理服务体系的具体实施路径，可以尝试在创新"五社联动"的"美好社区"框架下，打造以社区为平台，社会工作者为支撑，社区社会组织为载体，社区志愿者为辅助，社区公益慈善资源为补充的新型社区治理机制，从微观、中观、宏观三个层面支持社会心理服务体系建设。

首先，在微观层面，依托遍布全国的社会工作服务网络立足社区，通过提供科学的心理测量指标、心理测评工具和心理干预技术，在心理咨询、教育宣讲、医疗卫生、精神康复等方面对困难群体、特殊群体提供最基本、最直接的公共与社会服务。通过社区基层政府、社区社会组织、捐赠主体、基金会、社会企业、社会服务机构、社会工作者、志愿者队伍、社区服务对象，营造可持续的社区心理服务生态链，使社会心理服务得以生活化、常态化、情景化、大众化，以实现全方位、全人群、全周期、全覆盖的社会心理服务。

其次，在中观层面，将通过微观层面收集的心理服务案例与数据开展社会心态、文化心理、服务效果评估的研究。

最后，在宏观层面，通过综合分析与研究的结果，结合社会治理创新大概念与新时代中国特色的心理服务要求，加强职业化、专业化、多元化的融合，建立全国统一的社会心理服务平台，并将其嵌入已形成并高效运转的社会治理网格中，增强可操作性，用以指导未来的社会心理服务体系建设。

四、社会心理服务在社区的模式探索

社会工作与心理学密不可分，立足社区开展心理疏导与社会工作服务，是为社区赋能、发掘社区志愿者、孵化社区社会组织、引导社会慈善资源加入、培育本地心理社会工作专业力量的"五社联动"一站式社会心理服务模式的实务探索。

以2020年开展的中央财政示范项目"童心共筑，安心小屋"困境儿童等特殊儿童心理关爱项目为例，该项目针对湖北和"三区三州"等地区困境儿童群体开展心理疏导和社会工作专业服务，助力困境儿童心理健康成长。项目主要依托当地社区，与社会工作服务机构和儿童组织合作建立了7个"困境儿童安心小屋"试点阵地，立足社区提供一站式心理服务；通过综合评估家庭状况、社会支持网络、儿童心理状况等方式，建立儿童成长档案，根据儿童情况开展个案跟进、团体辅导、社区活动等专业服务，营造健康的家庭和社区环境；通过中国社会工作联合会平台链接资源，深化专业，形成一套困境儿童心理与社会工作系统化服务体系。

该项目的社会心理服务特色体现在两个方面，首先是困境儿童心理健康服务。以社区为根据地，以个案管理、小组工作和社区工作为主要方法，以困境儿童及家庭为服务对象，运用优势视角，构建"社工+心理"服务机制，旨在增强生活和心理困境儿童的自我权能，促进家庭功能发挥，强化社区对困境儿童的支持和接纳，营造更加有利于困境儿童成长的家庭和社区环境。其次是探索具有民族特色的儿童社会工作专业服务。在新疆喀什地区、云南泸水市、云南兰坪县、四川凉山彝族自治州、甘肃临夏市等地区服务少数民族的困境儿童，并在部分试点尝试发动当地多民族社会工作者及骨干力量探索多民族儿童社会工作服务路径，在活动过程中紧扣少数民族需要精通民族语言和习惯的现实需求，服务取得了显著的成效。项目共开展个案服务620次，小组活动70次，社区活动64场，专业督导35次，覆盖到全国5个省（自治区、直辖市）的7个城市，直接服务总人数为2205人，总直接服务5505人次，间接服务达15597人次。

2018年，在河北省香河市大爱城社区落地实施的以社区为依托的针对居民的社会心理服务项目也是"社工+心理"服务机制的示范案例，该项目由社区企业和基金会资助，以专家为指导，以社区物业人员、小区工作人员为骨干开展了社区心理服务。目的在于通过一系列的专业服务营造社区友好环境，增强社区居民对社区的参与感、认同感，从而改善社区氛围及居民心理健康状态。

由中国社会工作联合会发起的"安心小屋""古城新村""心社联动送安心"等项目，都是以社区为单位，将社会心理服务落实到为社区居民提供的日常服务中，以营造社区整体的心理氛围，从而维护与调节社区居民的心理健康与精神状态。

五、"五社联动"视野下"社工 + 心理"的未来发展趋势

在新时代发展进程中，党和国家已经把"人民美好生活需要"上升为主要奋斗目标。作为社会心理领域的社会工作者，要以习近平新时代中国特色社会主义思想为指导，在夯实社会工作理论知识与实务方法的基础上进一步加强心理学方向的多重专业性与技能多元性。同时，合理运用"五社联动"的体系与思维，践行"多元共营"的社区模式，统筹兼顾、综合平衡、互相支撑，促进社会工作与社会心理服务体系内外双循环。做到坚持民心导向、完善应急预案、加强人才培养、调整力量结构、关注重点群体，并在此基础上展开专项研究，通过"建议措施传递"对相关领域的政策进行优化倡导，实现社会工作服务的效能最大化，全方位助力我国新时代社会心理服务体系建设。

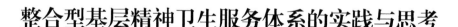

整合型基层精神卫生服务体系的实践与思考

——以深圳市福田区建设整合型精神卫生服务体系为例

向莹君

精神心理健康是人体健康的重要组成部分，精神健康意味着我们能够更好地沟通、正常工作、应对问题和发展自己。相关统计显示，世界上约有八分之一的人存在精神障碍，其中焦虑症和抑郁症最为常见。由人民日报健康客户端、健康时报等联合打造的《2022年国民抑郁症蓝皮书》显示，目前我国患抑郁症人数约9500万，每年约有28万人自杀，其中40%患有抑郁症[①]。近几年，全球精神障碍疾病负担更加沉重，研究显示，2020年全球重度抑郁症和焦虑症的病例分别增加了28%和26%，受新冠病毒感染最严重的国家患病率上升幅度最大[②]。严重精神障碍患者需要长期规律服药，需要监护人照料，定期参加社区康复等，产生的医疗成本和间接社会成本不可忽视。与此同时，全球精神卫生资源长期短缺，世界卫生组织提出，各国必须采取紧急行动，确保所有人都能获得精神卫生支持。

---

① 2022年国民抑郁症蓝皮书［EB/OL］.（2023-09-17）［2023-08-10］. https：//zhuanlan.zhihu.com/p/680128625.
② 全球约10亿人患有精神疾病 新冠疫情令抑郁症患者激增［EB/OL］.（2021-10-15）［2023-08-10］. https：//m.gmw.cn/baijia/2021-10/15/35233650.html.

一、国内精神卫生服务体系的发展

我国精神卫生服务体系从部分城市试点到全国推广，从严重精神障碍管理到社会心理服务体系建设，从部门管理制度到《中华人民共和国精神卫生法》的出台，经历了从无到有、从有到全、从全到精的发展。2004年，国家财政投入686万元作为启动资金，启动了"中央补助地方卫生经费重性精神疾病管理治疗项目"，简称"686项目"。因资金有限，"686项目"在全国30个省（自治区、直辖市）建立示范区，每个省（自治区、直辖市）建立2个示范区，其中城市和农村各一个。工作内容是针对重性精神疾病患者进行登记、评估、救治等。2013年5月，《中华人民共和国精神卫生法》正式实施，第一次从法律层面对政府、社会以及每个公民关于精神卫生相关工作的权利和义务进行了界定。2015年，我国围绕建立多部门的协作机制、强化严重精神障碍救治救助等工作进行试点，进一步健全政府领导、部门合作、社会参与的精神卫生综合管理工作机制。试点结束后，成效显著，并得到持续稳定的推进。2018年，国家卫生健康委等10部门印发《全国社会心理服务体系建设试点工作方案》，精神卫生服务体系由严重精神障碍患者扩大至普通人群和轻症患者，并将社会心理服务体系建设提升到社会治理和健康中国建设的高度。

二、整合型基层精神卫生服务体系的实践

（一）夯实网络，全面提升基层精神卫生服务能力

2015年，深圳市福田区卫生计生局、区综合治理办公室、公安分局等5部门联合印发《福田区精神卫生综合管理试点工作方案》，在全国率先探索建设多部门联动的精神卫生服务体系。为期三年的试点工作，成效显著。一是健全精神卫生综合管理机制。区级层面建立精神卫生工作联席会议制度，各

街道组建精神卫生综合管理小组，各社区组建由社区民警、社区工作站专干、社康精防专干、民政残联专干、患者家属组成的"社区关爱帮扶小组"。二是完善精神卫生防治康复综合服务体系。逐步提升二级以上综合医院开设精神科和心理科比例，逐步扩大精神康复机构的覆盖面，福田区设有区级家属资源中心，各街道分别设有职业康复中心，面向持残疾证的精神障碍患者开放。同时，继续加强学校、企业等重点部门的心理服务体系建设。三是加强精神卫生人才队伍建设。一方面持续增加精神科执业医师和精防工作人员数量，目前福田区配备有精神科医师96名（区精神卫生中心35名，综合医院61名）。通过政府购买服务方式，按照50名患者配备1名社会工作者的比例，引入专职社会工作者参与精神卫生工作，目前福田区配置75名礼会工作者，均在社康中心参与患者管理服务工作。另一方面加强精神科医师转岗培训工作，目前辖区内区域社康中心已配备转岗并加注的精神科医师。四是加强精神障碍患者救治救助。福田区相继印发了《福田区非户籍常住严重精神障碍患者服药管理和补贴工作方案》《福田区非深户籍高风险贫困精神障碍患者住院救助实施办法》《福田区严重精神障碍患者送治工作补贴实施方案》，从服药、住院救治、协助送医等全方位给予政策保障。五是试点社会心理服务体系建设。2019年，福田区印发《福田区社会心理服务体系建设试点工作实施方案（2019—2021）》，经过三年试点工作，福田区建立了1个区级心理服务指导中心，10个街道建立心理服务站，设置率100%，92个社区建立心理咨询室，设置率100%。辖区共有9家二级以上综合医院开设了精神或心理门诊，设置率100%。16家一类（区域）社区健康服务中心设置了心理咨询室，设置率100%。福田区目前有102所中小学，建立心理辅导室118个，设置率116%。

（二）早期发现，强化重点人群心理问题筛查与识别

1.学生和老年人等重点人群

2014年，福田区在全市率先开展"阳光心理 幸福福田"健康服务项目，相继将心理健康服务推广到学生、老年人等重点人群。同时，福田区累计对

重点人群开展20余万人次的心理测评工作，并全部建立个人档案，定期追踪随访，对筛查出的预警人员，安排专职心理咨询师开展后续咨询与跟进服务。

2.集中隔离点隔离人员

深圳市福田区坐落在祖国的南大门，毗邻香港。新冠病毒感染发生后，大量入境人员在集中隔离点居住隔离。为保障集中隔离人员心身健康，福田区实施"5C"工作模式，开展心理服务和心理疏导工作。5C具体包括：Communist Vanguard，党建引领，成立阳光心理党支部，组建阳光心理先锋队；Cover All Time，24小时驻点值守；Check and Evaluate，及时评估心理健康状况；Combined Interview，心身健康风险评估三人小组联合面访；Consultation of Psychiatrist，精神科医师会诊制度。病毒感染防控期间，福田区隔离点工作人员和隔离人员情绪平稳，未发生负面事件。

3.中高风险区居民

2022年，福田区相继经历了多轮病毒感染冲击，感染严重地区居民的心理健康状况受到不同程度影响。区慢性病防治院以街道为作战单元，通过"1街道+1心理医师+1名心理咨询师"的心理防护体系为感染严重地区居民和工作人员提供心理健康服务。

（三）补齐短板，加快推进精神专科机构建设与发展

福田区慢性病防治院（以下简称"区慢病院"）是辖区唯一提供精神心理疾病诊疗、防治、管理一体化服务的精神专科机构。区慢病院秉承"以高质量建设区心理健康中心为轴心，以临床心理诊疗和精神卫生服务为两翼，以临床心理重点学科建设、严重精神障碍患者管理、社会心理服务体系建设为重点，以重点人群心理服务、临床心理诊疗、精神疾病患者康复体系、项目管理为基石"的发展思路，已发展成为集预防、医疗、科研、教学为一体的心理健康中心。区慢病院精神科门诊拥有心理健康测评系统（心理CT）、认知损害矫正治疗测评系统（CCRT）、计算机认知功能成套测验系统（ACCT）、生物反馈治疗仪、经颅重复磁刺激治疗仪、虚拟现实训练系统、脑功能障碍

治疗仪、便携式视频脑电图、心理健康自助系统、音乐放松治疗仪、生物反馈治疗仪、智能呐喊宣泄系统、虚拟现实心理健康训练系统等一系列先进的医疗设备，可开展系统心理评估、认知心理治疗、行为疗法、家庭治疗、危机干预等。同时，开设失眠门诊、儿童心理门诊等特色专科门诊。

（四）整合资源，构建线上线下一体化服务网络

一是开通线上咨询服务平台。福田区为全区中小学生量身打造"阳光姐姐"24小时心理咨询微信服务号（可语音和视频），由具有专业资质的心理咨询师为学生开展心理咨询。区慢病院联合区政府服务与数据管理局共同开发"i福田疫后通心理服务小程序"，包含心理测评、心理资源地图、心理知识宣传等功能，为居民提供更加便捷的线上心理健康服务。2023年，福田区联合平安集团，共同开发福田区线上心理咨询平台。区慢病院依托智慧化线上问诊系统，24小时实时在线为辖区居民和青少年提供心理咨询、心理知识宣教、心理危机干预等服务。二是持续加强心理热线建设。区慢病院开通两条24小时心理咨询热线，疫情期间，心理热线接听了大量辖区居民和中小学生咨询电话，并及时开展心理危机干预，对于突发情况，联合公安部门给予及时处置。

三、困难与不足

（一）基层精神卫生人才留不住、招不来

一是基层精神科医师流动性较大。近年来，我国高度重视精神科医师转岗培训工作，2022年《深圳市卫生健康委关于开展精神科医师转岗培训的通知》要求，60%以上的社区健康服务机构需选派全科医生参加精神科转岗培训，但由于工作业务调整等，一部分人选择调离社区健康服务机构或不从事医务工作。全国2015－2020年精神科医师转岗培训调查结果显示，转岗培

训人员中25.9%的尚未变更或加注精神科执业资质，变更或加注人员中34.1%的未提供精神科诊疗服务。安徽、河南等地的转岗医师因精神科工作任务重、职业风险高、待遇低、社会认可度差，尚未提供精神卫生服务①。深圳市福田区共有63人参加精神科医师转岗培训，其中仅有47人经过培训后回到社区健康服务机构继续从事精神卫生工作。二是人事管理制度局限。我国现行的事业单位人员编制考试制度增加了医学应届毕业生进入精神卫生机构就业的难度，精神卫生机构人员不足与编制空缺并存，且编内与编外人员待遇差距显著。三是缺乏有效的人才引进机制。我国对精神卫生领域领军人才及学科带头人相关政策的补助力度不够，精神卫生工作人员社会地位不高，以致精神卫生机构无法引进高素质专业人才，甚至无法留住现有的专业人员。精神卫生社会工作社会认可度不高、职业风险大，大量专业人才不愿进入精神卫生机构工作，导致精神卫生事业的发展以及精神卫生服务的提供受阻。

（二）精神卫生医疗资源与需求不匹配

《中国国民心理健康发展报告（2021—2022）》显示，国民抑郁风险检出率为10.6%，焦虑风险检出率为15.8%，45%的调查对象认为获得心理咨询不太便利或很不便利。大量的抑郁、焦虑、睡眠障碍等心理疾病患者不能及时规范治疗，耽误了最佳治疗时机，也增加了家庭与社会潜在的不稳定因素②。2022年精神卫生资源动态信息统计显示，深圳市精神科编制床位为9.63张/10万人口，与全省平均水平（50.66张/10万人口）和广东省医疗卫生服务体系"十四五"规划要求（56张/10万人口）有较大差距。预计"十四五"期间，深圳市精神科床位将达到13张/10万人口，较省医疗卫生服务体系"十四五"规划要求（56张/10万人口）仍有较大差距。目前福田区6家综合医院开设精神科或心理科门诊（含心理咨询门诊），分别为北京大学深圳医院、香港大学

---

① 吴霞民，马宁.全国2015—2020年精神科医师转岗培训状况［J］.中国心理卫生杂志，2022，36（1）：1-5.

② 傅小兰，张侃，等.中国国民心理健康发展报告（2021—2022）［M］.北京：社会科学文献出版社，2023：7-22.

深圳医院、深圳市中医院、中山大学附属第八医院（深圳福田）、广州中医药大学深圳医院（福田）、福田区第二人民医院；4家专科医院（深圳市妇幼保健院、深圳市儿童医院、深圳市福田区妇幼保健院、区慢病院）开设精神科和心理科门诊，尚无公立医院设置有病房的精神科。此外，辖区综合医院普遍存在精神科医师少、精神心理治疗收费低等现状，并且因严重精神障碍患者的特殊性，与综合医院的其他病区设置在同一栋住院楼内存在一定风险，导致多数综合医院不愿开设或不重视精神科室，更无意愿设立精神科病房。居民日益增长的精神卫生诊疗需求与精神卫生资源不足之间的矛盾凸显。

（三）社会心理服务体系工作经费保障不足

国家层面的社会心理服务体系试点工作已于2021年结束，目前尚未有新的方案出台。试点工作期间，福田区以街道为主体，向区财政局申请相关经费，用于心理咨询室建设、心理咨询服务购买、心理宣传工作等方面。试点工作结束后，因无最新的文件支持，各街道普遍面临无经费保障、无专业人员支持、无法维持场地运作等困难。

四、对策建议

（一）进一步完善精神卫生人才管理制度

一是加强精神科医师转岗培训工作。精神科医师转岗培训工作应与当前的医改工作相结合，不断完善精神科医师人才的发展规划、培养方案以及行业规范，同时争取财政支持，建立基层精神科医师特殊津贴，提高待遇水平，增加岗位吸引力，稳定基层精神卫生专业人才队伍。二是建设精神卫生综合人才队伍。精神卫生工作领域的工作人员是多学科融合的人才，不仅包括精神科医师，还包括心理治疗师、康复治疗师、心理咨询师、社会工作者等专业人员。各级政府应积极出台相应人才队伍的管理制度、拓宽人才晋升渠道，让其在精神卫生领域发挥更加重要的作用。三是加大精神科医师引进政策支持力度。将精神科医师列入人才紧缺岗位目录，同时参照儿科医生的人才紧缺岗位标准，本科及以上学历精神科医师可由区级用人单位自主选聘，降低市、区级单位人才招收门槛。在精神卫生机构试点员额制改革，新引进的精神科医师待遇不低于编制内员工待遇。四是提高精神科医师待遇。建议人社部、财政部、卫健委等部门共同研究，探索通过提高精神科的收费标准、医疗服务补助系数和医疗保险付费额度等方式提高精神科医护人员薪酬水平，确保精神科医务人员收入不低于同级别医院临床医务人员收入的平均水平。

（二）进一步加强精神专科医疗服务体系建设

一是加强区属精神专科医院建设。结合国家和广东省精神专科医疗体系建设要求，科学规划区精神防治机构未来发展功能定位，支持区精神防治机构建设成为区精神专科医院，按照二级精神专科医院合理确定病床数；逐步补齐精神专科医疗服务能力短板。二是健全医防融合的精神心理服务体系。统筹规划、合理布局区域内精神专科医疗资源，探索将精神专科医院纳入城市医疗集团统一管理，形成精神专科医院、综合性医院、基层医疗卫生机构等不同级别不同类别医疗机构间分工协作机制，为精神疾病患者提供连续性诊疗服务。三是补齐基层精神专科医疗服务能力短板。持续提升基层医疗机构精神卫生服务能力，借力社区医院建设，在有条件的基层医疗机构开设精神心理门诊，在上级医院指导下开展精神疾病稳定期患者的基本医疗服务等。以一类（区域）社康心理咨询室为依托，探索引进专职心理咨询师，为辖区居民提供心理咨询等服务。

（三）进一步加强精神心理卫生工作政策保障

一是加强精神心理健康服务资源配置。加强心理健康服务专项经费保障，二级以上综合医疗机构设置精神（心理）科，街道、社区、社康中心分别建设心理服务场所，依托精神卫生医疗机构、工青妇残联组织、社会心理服务机构、社工服务机构等，组建心理健康服务团队，培养心理健康服务骨干队伍，全面开展心理健康促进和教育。二是出台并落实心理服务人才发展政策。建立区—街道—社区—重点机构"四专"心理服务模式。在区级设置心理服务首席专家，街道设置心理专干，社区和重点机构场所配备专业的心理咨询师。完善基层精神科医师发展规划、培养方案以及行业规范，争取财政支持，建立基层精神科医师特殊津贴，提高待遇水平，增加岗位吸引力，稳定基层精神卫生专业队伍。三是持续加大精神心理服务队伍培训力度。卫健委、政法部门牵头，成立跨部门、跨行业的专家委员会，充分发挥专家智库的专业性，对心理咨询师、精神科医师、心理健康教育教师、社会工作者、心理志愿者等开展分级分类培训，提升其心理援助和心理危机干预能力。

精神卫生社会工作者队伍建设实践

周　湧　李吉颖

一、精神卫生专业社会工作者的素质要求

　　面对社会精神卫生人才需求的日益增加，建立一支素质过硬的精神卫生服务领域社会工作者队伍，为正在推进的精神卫生服务提供重要的人才保障和专业保障迫在眉睫。良好的心理素质、高效的知识技能素质、跨专业合作素养、符合伦理价值要求对于精神卫生领域社会工作者来说不可或缺（见图1）。

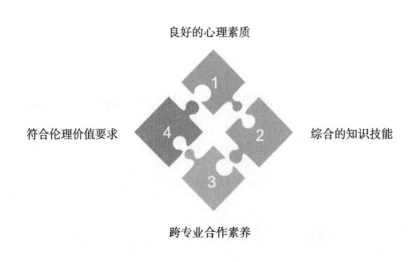

图1　精神卫生领域社会工作者四维素质拼图

（一）良好的心理素质

在精神卫生服务领域，面对精神健康、亚健康以及罹患精神障碍的人群，在生命影响生命的服务过程中，社会工作者自身的心理也承受着巨大的冲击，例如，社会工作者在服务心理创伤的服务对象时，内心的创伤也会被激起；在服务有负面情绪的服务对象时，长久的投入也会带来社会工作者的职业倦怠；突发公共事件会引起社会工作者的高压力。因此，精神卫生社会工作者必须具备良好的心理素质，良好的自我心理健康管理能力，良好的性格以及共情体察他人的服务能力。

（二）综合的知识技能

在精神卫生服务过程中，服务对象群体覆盖广泛，所面临的问题往往呈现出复杂性和多样化，需要社会工作者具有综合运用社会工作专业知识与方法、结合心理学等相关知识提供社会工作服务的能力。精神卫生领域社会工作者除了要掌握社会工作的基础知识和方法，还需要了解精神病学、医学、心理学、社会学等相关专业知识，精神卫生社会工作者应具备多重专业性和技能多元性的特点。

1.社会工作专业知识要求

精神卫生社会工作者应当掌握社会工作学科内的基础知识和实务方法，能运用个案工作、小组工作和社区工作等专业手法对不同服务对象实施介入与干预，并恰当链接社会资源对服务对象进行帮助。

2.精神病学专业知识

与社区治理相关的精神障碍服务，需要从业者具备精神病学专业知识，熟知六种严重精神障碍患者的症状及基本诊疗过程、常见治疗药物及其引起的副作用，熟悉精神障碍患者风险等级评估等内容。

3.心理学基础知识

精神卫生社会工作者需要了解主要心理流派的基本理念及适用范围，掌握基本的心理辅导技巧，熟悉发展心理学中个体各阶段发展特点、基本需求、常见问题等，熟知心理因素、家庭环境对患者疾病产生的影响，以及精神障碍存在的复杂反应。

4.法律法规及政策知识

精神卫生社会工作者需要熟悉并掌握与精神卫生相关的法律法规等政策文件，包括《中华人民共和国精神卫生法》《社会救助暂行办法》《严重精神障碍管理治疗工作规范（2018年版）》《全国精神卫生工作规划（2015—2020年）》等。

5.精神卫生服务专业能力素质

精神卫生社会工作者需要具备较强的专业工作能力，包括独立开展个案咨询和管理、策划和领导小组活动、组织实施社区工作等；具备团队协作和独立开展工作的能力；具备多专业协同合作统筹沟通的能力，以及良好的人际关系。

（三）跨专业合作素养

在日常工作中，精神卫生社会工作者经常需要与医务工作者、心理咨询师、教师、社区治理工作人员、媒体从业者等开展联合服务。在联合服务过程中，精神卫生社会工作者需要清晰自己的工作角色和职责，了解其他专业特征，在彰显社会工作服务专业性的同时协调好各专业之间的关系。在服务过程中，精神卫生社会工作者要时刻明晰自己的专业身份，认同这个专业角色，以更好地融入联合团队，开展多专业配合、链接多视角资源，为精神障碍康复患者做好服务。

（四）符合伦理价值要求

社会工作伦理是指导社会工作专业人员正确履行责任义务并预防道德风险的一套行为规范和要求，社会工作伦理是社会工作的核心，也是维系社会工作专业秩序的基石，在社会工作实践中具有指导作用，与社会治理相关伦理高度契合。2012年，民政部发布《社会工作者职业道德指引》，2020年深圳市发布《社会工作伦理指南（T/SZSWA004—2020）》。社会工作相关指引和指南的发布能够帮助社会工作者在社会工作实务中面对相关伦理议题时，保持专业伦理敏感；在伦理问题发生时，找到服务的专业支撑；在发生伦理冲突时，保障服务对象和社会工作者的合法权益，不断提升社会工作服务质量。精神卫生社会工作者在开展具体工作时也应当遵守相关指引。

二、惠民综合服务社精神卫生专业社会工作人才队伍打造实践

作为深圳市最早从事精神卫生专业社会工作服务的机构，深圳市南山区惠民综合服务社自2008年成立以来，一直将专业人才队伍打造列为机构发展的重中之重，随着精神卫生社会工作服务广泛应用于社会综合治理，十几年的人才培养迭代体系，为惠民综合服务社的良性发展提供了扎实的人才和技术保障，也取得了硕果累累的专业服务成效。

（一）党建引领，树立机构愿景和共识

1.党建引领

惠民综合服务社自成立以来，一直坚持党建引领，成立了南山区"两新"工委第一家社会组织党支部。在上级党委的正确领导下，按照党要管党、全面从严治党的原则，惠民综合服务社党支部始终把党建工作摆在突出位置，深入学习党的精神，认真贯彻落实上级党委的各项重大决策部署，认真组织开展"三会一课"活动、按时收缴党费、积极发展党员，积极参与开展党员教育项目化活动，以此增强党性意识，规范党组织活动和党员行为准则。目前，惠民综合服务社精神卫生核心工作人员均为党员，党员们深入专业服务一线，在工作中起到了不可忽视的模范带头作用。

2.愿景共识

惠民综合服务社以"助残扶弱，融社惠民"为使命，以"成为以精神康

复为特色、发展多元化服务及高社会公信力的公益机构"为发展愿景，秉承"以人为本，助人自助，互信互爱，公平正义，开拓创新，社会共融"的价值观，在精神卫生服务过程中，关注困境群体、联动社会资源，守护服务对象内心的安宁。

（二）强化社会工作者心理支持，提高机构内部管理水平

1.强化社会工作者心理支持

惠民综合服务社自成立以来始终关注社会工作者的身心发展，通过人才筛选，选聘心理素质符合要求的社会工作者开展相关工作的同时，也注重社会工作者工作过程中的心理支持，包括通过督导及团队管理者实时评估社会工作者的心理状态，定期邀请心理咨询师、心理测评师为社会工作者开展心理测评、心理辅导、心理减压工作坊等。此外，惠民综合服务社也关注包括精神卫生社会工作者在内的助人工作者职业倦怠高发的问题，持续三年开展"从蜡烛到充电宝——助人工作者职业倦怠介入计划"，开展科普宣传20余次，在相关媒体刊登精神卫生科普类宣传文章20余篇，开办精准服务职业倦怠介入工作坊10余场，在维护社会工作者心理健康、充盈社会工作者心理能量方面成效显著。

2.提高机构内部管理水平

惠民综合服务社根据服务的需要建构了科学的组织架构，注重管理制度的优化和完善，高度重视机构内部人才发展工作，依托良好的机制确保机构各项工作正常高效运转下去。惠民综合服务社精神卫生领域社会工作分工清晰，权责明确，服务社每月对社会工作者进行服务绩效的考核，每季度对项目团队执行服务质量的监控，每年对项目完成情况进行年度评估和考核，通过定性评估和量化考核，全面提升服务成效，保障社会工作人才队伍的科学发展。

惠民综合服务社具备科学而完备的人力资源选聘和考核激励机制，尤其是在员工激励方面一直在不断优化和改进，以期最大限度地调动全体员工的

积极性，更好、更快、更积极地推动机构发展。同时，惠民综合服务社还开发了多元晋升渠道，包括内部讲师、各部门部长、干事、项目负责人等，给员工提供充分的晋升机会，并不断提高机构内部人力资源水平。

惠民综合服务社持续关注社会工作伦理的制定和践行，通过参与行业伦理标准建立、举办社会工作伦理践行大赛、征集伦理践行故事、在机构内部开展季度伦理践行分享会等动作，持续多年夯实社会工作伦理的深入践行。

（三）强化品牌服务意识，重视技术引进和落地执行

1.强化品牌服务意识

好的服务品牌有助于提升精神卫生社会工作人才的成就感、归属感和获得感。精神卫生服务是惠民综合服务社成立至今一直着力推进的服务品牌，在社区社会工作、医务社会工作、残疾人社会工作等多个领域，不断推进覆盖深圳市乃至广东省的精神卫生品牌服务，依托机构每年举办的"惠民生项目大赛""惠民生案例大赛"等平台，不断激发品牌创新活力，为精神卫生社会工作的有序和高效运转注入新生力量。2020年，惠民综合服务社自主研发推进"拾心守护——社区疑难精神障碍患者精准服务项目"，针对社区肇事肇祸等疑难精神障碍患者开展精准服务，成效显著，获得市级相关政府部门的高度认可。多年来，惠民综合服务社一直致力于持续优化并树立精神卫生服务品牌，探索精神卫生领域夯实专业服务的本土化路径。

2.重视先进技术的本土化落地和执行

想要取得卓越的成效，就必须有卓越的服务技术。自2013年起，惠民综合服务社着力引入国际积极心理治疗系列技术，并将其运用在督导、项目管理、一线服务、项目策划等诸多方面，机构累计有10余名员工参与欧洲的积极心理治疗学习系统项目，并有多名员工取得了国际积极心理治疗咨询师职业资格。引入技术的同时，惠民综合服务社也更多地探索先进技术的本土化经验，并取得了成效。例如，机构运用积极心理治疗五步法开展的小组工作

案例，在全国社会工作优秀案例评选中崭露头角；依托积极心理治疗方面的探索，惠民综合服务社被邀请在亚太地区社会工作会议和国际积极心理治疗大会等国际专业会议上进行经验分享和交流10余次。

（四）对内建设人才梯队，对外链接各方资源

1.扎实人才梯队建设

针对精神卫生服务人才的需求以及精神卫生服务人才的培育周期，惠民综合服务社采取人才梯队培养策略，针对专职社会工作者、专业社会工作者和专家型社会工作者等不同层级的人才，制定详细的培养方案和培养策略，依托外展实务带教、实习生培养培育等不同的人才培养策略，全面提升员工的专业素养，打造坚实的人才梯队，各梯队人才持续发展，不断迭代，形成了技术过硬、活力创新的社会工作专业队伍。

2.优化分级培训体系

针对人才培养梯队的需求，惠民综合服务社整合各平台和层级培训资源，持续迭代分级培训体系。培训层级共分为三级。其中，三级培训是指团队内部根据员工培训需求调查结果而组织开展的层级培训，是所有培训中最精准、规模最小也最灵活的。在这一层级培训过程中，主要解决的是员工的精准提升需求和绩效改变。

二级培训由惠民综合服务社内部六个部门针对员工服务工作质量提升的需求而开展，如精神卫生宣传技能培训、精神健康预估培训等。二级培训内容主要聚焦于机构战略层面和人才发展层面。

机构的一级培训针对专业社会工作者或专家的提升需求，派遣社工参与外部培训资源的学习，包括国家级培训项目和省市级培训项目等，既保证了人才发展的资源的合理运用，又保障了有较高发展期待的社工的成长需要。

3.多方资源链接

在资源链接方面，除了链接各类讲师资源、课程资源，惠民综合服务社也针对机构的人才储备开展了校企合作，例如针对社会工作及心理学等相关

专业的本科生、研究生，开展高校与机构的校企合作、课程开发、实习生带教等工作。建立好高校储备人才与机构实务人才之间的衔接，引流相关人才进入精神卫生服务领域，并对其进行系统性的培养。

增强专业自信，创新社会心理服务

——深圳市社会工作参与社会心理服务实践

吴小媛

一、深圳市社会工作参与社会心理服务实践的背景

（一）政策背景

2017年10月，党的十九大报告指出，现阶段我国社会主要矛盾已经转化为人民日益增长的美好生活需要和不平衡不充分的发展之间的矛盾，并提出要"加强社会心理服务体系建设，培育自尊自信、理性平和、积极向上的社会心态"，明确将社会心理服务体系纳入社会治理范畴。

2019年11月，党的十九届四中全会通过《中共中央关于坚持和完善中国特色社会主义制度 推进国家治理体系和治理能力现代化若干重大问题的决定》，再次强调要"健全社会心理服务体系和危机干预机制"，对新时代社会治理提出了新要求。

深圳市作为社会心理服务体系建设试点城市之一，积极响应国家政策文件精神，发布《社会心理服务体系建设试点工作实施方案（2019—2021）》。旨在打造共建共治共享的社会治理格局，探索社会心理疏导和心理危机干预

有效模式，完善全方位、全人群、全周期、全覆盖的社会心理服务体系，提高市民心理健康水平，应对防范化解重大风险，为全国社会心理服务体系建设探索经验。

（二）行业实践

自2019年深圳市被确立为社会心理服务体系试点城市以来，深圳市的社会工作逐渐参与社会心理服务体系建设。2019年8月，深圳市光明区率先成立光明区社会心理服务指导中心，由深圳市光明区社联社工服务中心负责运营，为辖区居民提供心理咨询、心理关爱及危机个案参与等服务。

2020年初，新冠病毒来袭，为有效应对随之而来的心理压力，深圳市民政局组织开展"社会工作参与心理支援服务项目"，该项目由深圳市社会工作者协会运营，旨在通过专门的社会心理服务志愿队伍建设和《社会心理社会工作服务指南》的发布，为全市居民特别是民政领域重点服务人群提供专业、规范的社会心理服务，防范化解重大风险。同年10月，深圳市社会心理服务协会成立，组建了以心理咨询师、精神科医师、心理健康教师、社会工作者、心理服务志愿者等骨干为核心的多学科团队，为社会心理服务提供强有力的技术支撑和保障。至此，深圳市社会心理服务已在全市铺开，社会工作者成为社会心理服务体系建设工作的重要力量。

二、深圳市社会工作参与社会心理服务实践概述

（一）服务内容与参与形式

当前社会工作参与社会心理服务实践主要包括心理健康测评或筛查服务、咨询服务、团体辅导服务、心理关爱服务、特殊群体个别化心理支持服务、危机干预服务、心理健康宣教等七大块的内容。参与形式包括：一是以社会工作岗位的形式驻点在街道或社区，为居民提供心理咨询、心理健康宣教及

关爱等服务；二是以项目的形式，针对特定群体开展情绪疏导及心理咨询等综合服务；三是以志愿服务队伍的专项形式，开展心理危机干预和公共卫生应急服务；四是以热线电话或微信小程序为媒介，为广大居民提供线上心理咨询及筛查服务，如社会心理服务热线、"深心社聆"小程序等。

（二）服务成果

经过多年的行业实践，依托社会心理服务平台和各社区社会工作服务项目试点，深圳市、区、街道和社区四级社会工作服务网络全面建成，成为社会工作参与社会心理服务实践的重要平台，成功培育了1支社会心理社会工作志愿服务队和1支危机干预社会工作志愿服务队，通过2支队伍中的专业骨干带领行业社会工作者开展社会心理服务，为一线社会工作服务提供技术指导。截至2022年10月，深圳市社会工作者积极为广大社区居民和各类特殊群体提供心理疏导、情绪支持、危机干预、重点帮扶与关爱等服务，服务超35万人次。深圳市社会工作者协会积极组建团队，开展《社会心理社会工作服务指南》的编撰工作，引导行业社会心理服务规范及高质量发展。

目前，深圳市社会工作参与社会心理服务已形成政社协同、行业联动、骨干带动，以民政领域服务对象为重点，覆盖全市居民的社会心理服务模式，为扎实推进深圳市社会心理服务体系建设贡献了社会工作的专业力量。

三、困难与不足

回顾过去，社会工作的服务实践水平不断提升，并获得了多方的认可，但服务过程中还存在一些困难和不足。通过前期队伍建设和服务指南编撰过程中的调研发现，目前的困难与不足主要体现在以下几个方面。

（一）认知偏差

部分社会工作者对社会心理服务概念认知有偏差。在实践过程中，部分社会工作者将社会心理服务简单理解为心理健康服务，认为社会心理服务不属于社会工作服务的范畴，而是属于心理咨询师的工作范畴。

（二）角色定位不准

部分社会工作者对自身在社会心理服务中的角色定位把握不准。有受访者认为，不知道自己能提供怎样的社会心理服务以及怎么去提供。这个问题其实也来源于个人未深入理解社会心理服务概念及社会心理服务体系建设工作的相关政策要求，故未能把握社会工作者在社会心理服务体系建设中的角色定位及可发挥的作用。

（三）缺乏专业自信

部分社会工作者缺乏专业自信。在实践过程中，特别是行业工作经验较少的社会工作者，面对复杂的服务需求或者问题时有畏难心理，认为自己无法胜任社会心理服务而拒绝参与。面对疑难个案，部分社会工作者也缺乏协同多元主体共同参与社会心理服务体系建设工作的能力。

（四）服务壁垒难以打破

社会工作服务中存在一定的"壁垒"。社会工作服务是由政府购买后嵌入基层的，由社会工作服务机构和社会工作者作为第三方为特定群体提供专业服务。然而服务对象及需求具有流动性，当服务需要转介时，可能会因购买主体间的职能差异性，导致转介失败，甚至引发冲突。这样的服务壁垒，会让服务对象以为是在"踢皮球"，会损害其利益，因而降低了服务满意度和其对社会工作的信任度。

四、发展建议

（一）正确认识社会心理服务与社会工作的关系，增强专业自信

社会工作者要想做好社会心理服务，首先必须掌握社会心理服务的准确含义，正确认识社会心理服务与社会工作的关系，增强专业自信，积极主动参与社会心理服务。如前文所述，社会心理服务体系属于社会治理范畴，那社会工作专业在社会心理服务体系建设中，绝非没有用武之地。原因有二：

一是从服务目标来看，社会心理服务体系的建设目标与社会工作服务的目标具有一致性。总体来看，建立健全社会心理服务体系，在个体层面可实现预防心理问题，减少心理疾病，维护身心健康，促进心理和谐，提高身心素质，达到心理幸福的效果；在群体和社会层面可实现化解社会矛盾，加强社会治理，维护社会稳定，促进社会和谐，提高社会文明，达到社会幸福的效果。社会工作中的预防和发展功能目标亦是如此。

二是从服务理论来看，社会工作与社会心理服务体系建设具有专业理论的共通性。闫洪丰等学者在《社会心理服务体系解析》一书中，将社会心理服务体系阐述为基于心理学、社会学（社会工作）等学科的理论与方法以及中国社会和文化的特点，积极主动预防和解决个体、群体与社会层面的各类问题，形成的全方位、多层次、多元化的社会支持系统。社会工作强调"人在情境中"，注重为个体构建社会支持网络，与社会心理服务体系内涵及发展需求不谋而合。随着社会发展及新冠疫情的影响，社会心理健康逐渐成为社会工作实践的重要领域之一，开展社会心理服务是社会工作发展的应有之义。特别是在涉及社会关系调整、行为改变与适应、心理健康宣教等方面，深圳的社会工作者已开展诸多服务，服务效果显著。

（二）持续学习，深耕一线，不断提高社会工作专业能力

王思斌提出要在社会建设的总框架下开展社会服务和创新社会治理，发挥专业社会工作的作用，协同社会治理创新。社会工作的发展不能没有专业性，但也不能只强调专业性而不做一般的社会服务，而是要在一般服务中做出专业。社会工作者作为社会心理服务的重要参与力量，不仅需要坚定专业自信心，还需要持续学习，深耕一线实务，不断增强自身的专业能力，做出高质量的社会心理服务，提升社会公众对社会工作参与社会心理服务的认可度。

（三）强化与多元主体的协同服务，创新社会工作参与社会心理服务体系建设的服务模式

社会心理服务体系是以党政领导为核心，全社会协同供给的组织体系。因此，社会工作者在开展社会心理服务时，既要以群众为中心，又要注重与其他社会心理服务供给方的协同配合，充分沟通，消除服务"壁垒"，共同把服务落实，并做好。如为精神障碍人群及其家属提供社会心理服务时，需要协同社区民政专干、民警、社区医生、残联专干及监护人等构建"五位一体"关爱帮扶小组，充分沟通及配合，才能为精神障碍人群及其家属建立良好的社会支持系统。

在我国全面建设社会主义现代化国家及全面推进中华民族伟大复兴的新时代背景下，社会工作者须有明确的专业理性，因地制宜地选用符合我国实际和社会文化特点的服务理念和方法，深刻理解新的发展阶段和新的发展理念，创新服务方式，探索与当前社会治理需求相适应的多样化服务内容与形式，充分发挥专业社会工作优势，以高质量的社会工作服务更好地满足人民群众多层次、差异化、个性化的需求，走出一条具有深圳本土特色的社会心理服务道路。

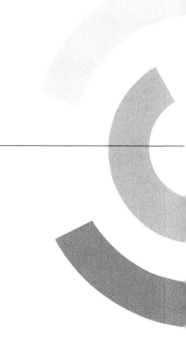

实践足迹篇

SHIJIAN
ZUJIPIAN

晴空散迷雾，阳光照我心

——精神康复社会工作危机干预案例

符青梅

一、理论支持

心理危机是指一个人在面对压力、困难或剧烈变化时，无法有效应对并可能出现情感、认知和行为上的严重问题的情况。这种危机可能是突然发生的，也可能是长期积累的压力导致的。心理危机可以表现为焦虑、抑郁、恐慌、自杀念头、自伤行为、精神错乱等，对个体的心理健康和生活功能造成严重威胁。危机干预是一种专业的心理支持方法，旨在帮助个体应对和克服他们所经历的心理危机或紧急情况，其目标是在危机发生时提供紧急援助，缓解个体的情绪困扰、焦虑或痛苦，并为他们提供情感支持和有效的问题解决策略，以帮助他们重建心理平衡和应对能力，这种干预可以在各种紧急情况下使用，包括自杀、性侵害、灾难、丧失亲人等方面。

贝尔金（Gerald Caplan）提出了三种危机干预的模式，即平衡模式、认知模式、心理社会转变模式，为危机干预方法和策略提供了理论模型。吉利兰（Gillinland）和詹姆斯（James）等人在此基础上提出了危机干预六步法，即确定问题、保证安全、给予支持、提出并验证可变通的应对方式、制订计划、得到承诺。

沙盘游戏疗法是指选择一些模型（玩具）摆放在特定的容器（沙盘）里构成一些场景（作品），从而充分表现自己的内心世界，把一些内心冲突和不良情绪无意识地释放和投射在沙盘中，进而活化自我痊愈及成长的力量达到治疗目的。沙盘游戏治疗以心理分析之无意识理论为基础，注重共情与感应，在"沙盘"中发挥原型和象征性的作用，以期达到心理分析与心理治疗的综合效果，本案例中主要运用了沙盘游戏疗法。

二、案例背景

（一）个人情况

服务对象小A，女，20岁，未婚，初中学历，智力残疾四级，小A自述其患有精神分裂症，并服用精神类药物，对自身疾病有一定的认知；小A日常会帮助家里做家务，但生活自理能力一般；性格内向敏感，极少外出，睡眠质量较差，持续失眠超一个月；能够熟练使用手机等电子设备，日常生活中会用手机写日记，喜欢摘抄自己喜欢的文章语录。

（二）社会支持

小A与父亲关系较好，父亲是一名精神障碍患者，已离世。小A目前与母亲和弟弟一起生活，其弟弟也是智力残疾。家庭的主要经济来源为低保金及母亲做环卫工人的收入。日常生活中，母亲的关注点更多的是在弟弟身上，与小A关系较为紧张，日常对小A的管教方式主要为否定和指责。同时，弟弟与小A的关系也不太好，常被弟弟指责以及语言伤害。

因疾病及村民异样的眼光，小A较少出门，没有可以交往的朋友，日常主要在家玩手机或无聊待着。小A的三叔及小姨经常关心小A，鼓励并支持她积极开展康复治疗。在日常生活中，小A心情不好时也会通过微信与社区的残协专干聊天，卫生院的医生和村委会的工作人员也较为关注小A的家庭情况。

总的来说，家人对小A的关心与支持较弱，社区能够给小A提供的支持也非常有限。

（三）危机出现

2023年2月23日下午，社会工作者在日常回访小A家时发现：小A存在自残行为（割手腕），有自杀倾向，已写下绝笔书，小A精神状态不太好。

在了解到小A出现危机情况后，社会工作者通过共情、支持等方式对小A的情绪进行了初步的疏导，并迅速摸排相关情况，邀请小A来到社区康复中心进行心理咨询。

三、危机干预过程

（一）紧急危机干预和沙盘治疗

1.紧急介入第一步——缓解抑郁状态，恢复稳定情绪

2023年2月24日上午，社会工作者来到小A家中，邀请小A到社区康复中心接受心理咨询。社区康复中心的心理咨询师首先采用倾听、尊重、积极关注的技巧，与小A建立专业关系，鼓励小A愿意并主动将自己的"心事"说出来。

通过对话，咨询师得知服务对象最近一周情绪低落，故产生自残行为和自杀想法，尝试用剪刀划伤自己的手腕。小A自述："我写了绝笔书打算自杀，但是后面没有成功。"

咨询师对小A的情况表示了关心，并采用具体化技术询问："可以再详细说说吗？为什么想到写绝笔书呢？"

小A说："我真的好累，爸爸走了，妈妈偏心弟弟，我觉得自己很多余，她还说后悔生下我。我只是想妈妈能多关心关心我，我也知道她不容易，每

天都要出去赚钱养我和弟弟。为什么放弃自杀，是因为当我想要自杀的时候我的脑海中出现了几种声音：一种是'内心的我'对我说你不能这样想，你要积极地活下去；另一种是之前生病时对我很好的一个主治医生（姐姐），她对我说你要坚强地活下去，姐姐相信你可以的……后面我就躺在床上慢慢睡着了。"

咨询师首先对小A的悲伤情绪进行了处理，帮助小A进行了情绪发泄。通过进一步的交谈，咨询师也了解到小A平时比较喜欢摘抄一些文字或者听一些放松的音乐，小A说："这样能很快睡着，睡着了就不会想那么多了。"这说明小A是有一定的自我调节能力的。

根据小A的情况，在情绪方面，咨询师教授小A一些放松方法，比如以后再遇到类似情况可以到院子里坐坐，聆听大自然的声音，可以冥想、听音乐、写字画画等，让情绪得到放松（见图1）。对此，小A表示感谢并愿意尝试，并约定了下次再产生自残想法时会及时和姐姐们（包括心理咨询师和社会工作者）说。

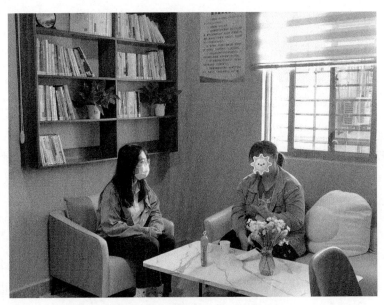

图1　咨询师教授小A放松方法

2.紧急介入第二步——链接资源网络，给予多方支持

根据常规流程安排，心理咨询开始时小A熟读知情同意书并签名，即同意"当服务对象产生自杀想法和行为时，监护人应该知情以及采取一定的措施"。因此，根据小A的特殊情况，咨询当天下午，康复中心主任和咨询师对小A进行了入户家访，与小A的母亲和小A分别进行了面谈（见图2），通过尊重、共情等方式表示了对小A母亲的关心，也理解小A母亲的不容易。同时，咨询师也向小A母亲转达了小A的情况以及小A对家庭、母亲的期望。小A母亲含泪感谢康复中心工作人员告诉她这些信息，自己终于知道了小A的内心想法，并答应康复中心工作人员自己会多关注、关心小A。

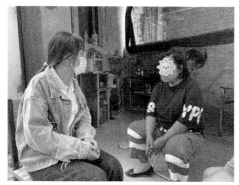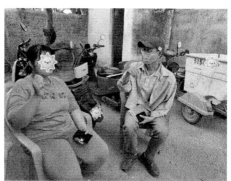

图2 社会工作者与小A及其母亲面谈

此外，康复中心的社会工作者也与卫生院的医生进行沟通，希望借助多方资源帮助小A。医生到康复中心对小A长期服用的药物进行了解和建议，并告诉小A，有些药服用了有不良反应需要停用，有些药品用量情况要调整等，帮助小A按医嘱服用精神类药物，更好地稳定病情。

3.紧急介入第三步——持续稳定情绪，唤醒对生活的希望

心理咨询的第二天，小A按照约定好的时间来到了康复中心。咨询师根据小A的情况做了一次心理沙盘治疗，帮助小A建构、探索自己的内心世界，实现自我的表达过程。小A给自己的沙盘世界取名为《重生》并给予了它意义，希望自己重生之后可以不再是现在这样，可以做一些自己想做的事情，

可以带着妈妈和外婆去北京看看。咨询过程中，通过沙具、小A的描述以及对建构世界的解读，心理咨询师发现小A内心还是充满着希望，对家庭、母亲有着深深的依恋，有自己的理想生活和奋斗目标。从小A的话语反馈及表现来看，这次沙盘治疗对她具有一定的积极作用。

回到当下，心理咨询师运用优势视角引导小A思考，有什么是现在自己想做的事情，以及有什么是可以做到的。小A表示很喜欢摘抄文章和写日记，心理咨询师给予表扬，并约定后续可以将小A写的文字在公众号上发布，小A脸上露出笑容并表示非常愿意。

本次咨询结束后，咨询师与小A约定好了明天见，"明天见"这三个字不仅是约定好的时间，同时也是给予小A对明天的希望。

（二）危机干预效果反馈

在对小A进行危机干预后，社会工作者在接下来的心理咨询中发现她逐渐减少了自杀的想法和行为，也逐渐接受了父亲离世的悲伤情绪，学会了如何调整消极情绪，并对生活产生希望。同时社会工作者与小A一起制定了一些目标，比如学习画画、减肥、走出家门等。

在心理咨询师及社会工作者的鼓励下，小A开始参加康复中心的活动，加强了与同伴之间的交流，也增添了更多的欢声笑语。每次来到康复中心，小A都很开心，小A和咨询师说自己的母亲开始关注自己了，也会打电话关心自己。自己在家也尝试帮忙做家务，学习照顾自己，还和弟弟逐渐有了交流，例如煮面给弟弟吃，尝试与弟弟沟通等。

四、巩固成效，展望未来

跟进一段时间后，社会工作者发现小A和母亲、弟弟的关系变得亲近、缓和。小A自己也在积极坚持写文章、看书、画画等，做自己喜欢的事。闲暇时，如果康复中心搞活动小A也会积极参与，会出门散步、在家帮母亲做

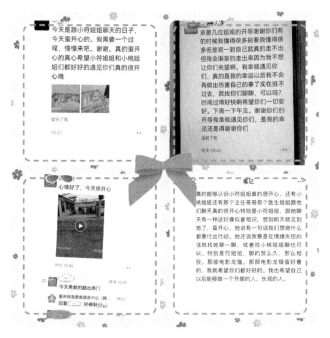

图3　小A在朋友圈及笔记中对工作人员表示感谢

家务，同时小A还表达了想要来康复中心做志愿者的想法（见图3）。

社会工作者与心理咨询师对小A的情况一直保持积极关注，鼓励小A稳定保持已取得的改变，多方面发展自己喜欢的事物，慢慢去改变现状，使自己不断进步和成长。并通过语言与实际行动告诉小A：社会工作者和心理咨询师一直都在，在需要帮助时可以及时与康复中心联系。

小A！你的晴空终散迷雾，阳光终将照到你单纯、美好的心间，坚定地向前走，你值得拥有更加美好的生活。

无助家庭的赋能之旅

——电信诈骗受害精神康复者的介入案例

李吉颖　吴小媛

一、背景介绍

（一）服务对象家庭基本情况

卓女士，女，52岁，离异，清洁工，居住在单位楼上的临时搭建房宿舍。

安小姐，女，27岁，卓女士的女儿，双相情感障碍患者，精神二级残疾，大专学历，无业，有创伤史、自伤史，和母亲共同居住（见图1）。

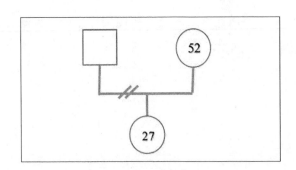

图1　服务对象家庭结构图

（二）背景描述

卓女士求助称，自己家本就生活拮据，其女儿安小姐半月前接到诈骗电话，对方以网购退款为由骗取了安小姐网贷2万元，安小姐已报警处理，但是暂未追回被骗款项。安小姐有自杀倾向，被卓女士发现并阻拦，目前安小姐情绪稍微稳定一些，但仍有躁狂表现及再次伤害自己的可能。

接听诈骗电话的时候，卓女士自己也在安小姐旁边，没有发现是骗子电话，也很自责。安小姐记得诈骗电话里面男性的声音，现在听到类似的声音有点害怕，有自杀倾向，有闪回、噩梦、失眠等表现。卓女士怨恨自己倒霉，觉得自己年纪轻轻就离婚了，孩子患有双相情感障碍，本来勤勤恳恳努力生活却被骗子骗走大量积蓄，卓女士觉得生活对自己不公平，同时也责怪自己的无能，觉得孩子小时候自己没有护她周全，这次又没有及时地识别出骗子的伎俩，所有问题的出现都是自己的责任。

二、需求分析

（一）服务对象家庭面对的问题及需求

服务对象家庭面对的问题及需求见表1。

表1　服务对象家庭面对的问题及需求

序号	问题	需求
1	诈骗让本就拮据的家庭生活雪上加霜，住房安全性差	卓女士和女儿恢复到电信诈骗发生前的生活水平，有间安全的住房
2	本就有双相情感障碍的安小姐因被骗而引起情绪波动，存在自杀风险	解除安小姐自杀风险 消除安小姐侵入性记忆、梦魇、闪回，恢复电信诈骗发生前的心理水平
3	卓女士觉得生活挫折重重，深感无力	卓女士和女儿在日常生活中感到自己有希望，恢复尊严和个人安全感

（二）危机风险分析

1.危机事件

卓女士及女儿因被电信诈骗遭受重大经济损失。

电信诈骗发生后，卓女士情绪抑郁，无自杀自伤倾向。

电信诈骗发生后，安小姐有自伤行为，曾表达"如果自己死了妈妈会过得更好"，判断当前状态为有自伤行为和自杀倾向。

2.危机史

13年前，安小姐读初一时曾经有一次割腕经历，在精神专科医院被诊断为双相情感障碍。安小姐平时会打自己的头，把头发弄乱，控制不住自己的情绪，又哭又闹。

3.危机风险评估

采用帕特森（Patterson）自杀评估清单（SADPERSONS）对服务对象的女儿安小姐进行自杀风险评估，具体评估结果见表2。

表2　服务对象女儿安小姐自杀风险评估结果

代码	项目	分值	总分
S	性别	0	
A	年龄	0	
D	忧郁	1	
P	风险史	1	
E	酒精／药物依赖	0	总分5分，提示中等程度风险
R	不合理认知	1	
S	社会支持	1	
O	具体危机计划	0	
N	单身（独居）	0	
S	生病	1	

（三）犯罪受害者创伤干预分析

经分析，服务对象卓女士和安小姐均有犯罪受害者创伤的行为表现，包括：服务对象均曾作为受害人暴露于电信诈骗的犯罪情境；服务对象均出现有强烈害怕、无助或惊恐的主观体验；安小姐存在和诈骗有关的侵入性创伤记忆、闪回、梦魇；服务对象及其女儿在提及诈骗事件时均心理痛苦，安小姐尤其反应强烈；安小姐有唤醒水平过度增高所致的注意障碍的症状，如入睡困难、易激惹、运动性不安等。

综上可判断服务对象及其女儿均有开展犯罪受害者创伤干预的需求。

（四）介入理论分析

积极跨文化心理治疗理论（Positive Transcultural Psychotherapy，PTPT）认为，人的生活由身体领域、成就领域、关系领域及未来领域组成，四个领域平衡发展的人生是健康发展的，任何一个领域的过度偏废或者偏重都会带来生活的困扰。根据该理论，社会工作者对服务对象及其女儿进行了分析和定位。

1.身体领域

服务对象卓女士多年来存在压力大、抑郁等问题，同时对女儿安小姐被骗的事情感到自责和愤怒。安小姐初中开始逃学，情绪失控时会存在打妈妈的情况；安小姐本人喜欢网红猫多多和猫叔。服务对象及其女儿住在单位楼上临时搭建的10平方米宿舍。

2.成就领域

服务对象卓女士为学校后勤公司员工，工作相对稳定，但收入不高。安小姐初中逃课，高一的时候开始发奋学习，曾经考试排名年级第一，后来考上大专。大专毕业5年来，安小姐一直在家，其间有过两三次短暂的工作经历。近几年在家的时候，安小姐不喜欢吃妈妈做的菜，喜欢叫外卖。

3.关系领域

服务对象卓女士在安小姐15岁时离婚，离婚后，前夫不管母女二人，不支付任何抚养费用。卓女士曾经和安小姐说，自己这辈子就是被前夫和安小姐给毁了。

安小姐表达说，是自己拖累了母亲，近期曾说过自己如果死了，母亲会过得更好。

安小姐在情感上受过刺激。安小姐15岁时与人发生性关系，后被抛弃，曾报警但被告知对方不符合强奸幼女的罪行，故未受法律制裁。安小姐哭闹，卓女士自责没有保护好女儿，憎恨那个欺骗和抛弃安小姐的人。安小姐24岁时与一个病友相识，并在过年期间跟随病友去了病友的山东老家，回来后安小姐觉得自己太冲动了。2019年，安小姐又与另一个病友（内科医生）相恋，并共同旅游，后来对方以异地恋为由提出分手。安小姐感情上受到伤害，在家里哭闹，说不再相信爱情。

4.未来领域

服务对象卓女士已经申请了中低收入家庭公租房，据说近期可搬迁。卓女士希望安小姐能找一份工作，有稳定的经济来源，能自己养活自己，希望安小姐的情感生活能走上正轨，能够像其他同龄人一样按部就班地结婚并生儿育女。

三、服务目标

本项目服务目标见表3。

表3　本项目服务目标

序号	类别	目标
1	危机干预目标	通过2次介入，消除安小姐的自杀风险 通过2次介入，针对服务对象卓女士及安小姐的安全风险，制订家庭风险处理方案并获得执行承诺 通过2次介入，提升服务对象卓女士对安小姐危机状况的预警及应对能力
2	功能恢复目标	通过2个月的服务，消除安小姐的侵入性记忆、闪回、梦魇，恢复到电信诈骗发生前的心理水平 通过2个月的服务，服务对象在日常生活中感到自己有希望恢复尊严和个人安全感
3	经济恢复目标	通过6个月的服务，帮助服务对象卓女士获得经济资助，缓解家庭经济困难 通过6个月的服务，帮助服务对象卓女士提升自己改善生活环境的能力

四、服务实施

（一）第一阶段：危机干预介入

结合服务对象卓女士及其女儿的背景资料，通过危机干预分析，社会工作者发现卓女士主要有应对安小姐自杀风险的需求以及缓解自身自责、抑郁情绪的需求。社会工作者以安小姐自杀自伤风险为主要介入点，运用积极心理治疗五步法以及危机干预六步法开展相关介入。

1.确定问题

通过倾听了解服务对象卓女士及安小姐目前的状况及危机情况，以倾听的方式帮助卓女士释放部分压力，同时全面了解卓女士的生活，对其现状需求进行分析。运用自杀评估量表对安小姐进行自杀自伤风险评估。

2.保证服务对象安全

在危机干预阶段，社会工作者要指导服务对象卓女士学习如何确保其女儿安小姐的生命安全，具体措施包括：妥善保管、监控家庭药品、刀具、电器、绳索等物品；密切关注安小姐的危险行为；与安小姐沟通，让安小姐承诺有自杀自伤风险倾向或遇到情绪困扰时，要第一时间向卓女士或其他人求助等。

3.共同发现家庭资源

在此阶段，社会工作者发现并鼓励卓女士觉察"一直和女儿一起面对""独自培养女儿上大专"等曾经的努力以及取得的成效，并对此进行积极诠释，提升卓女士处理安小姐问题时的积极性，同时引导卓女士关注自身的需求；此外，社会工作者要引导卓女士看到安小姐"高中努力学习""曾经有求职和工作经历"等付出和努力，让卓女士意识到安小姐和自己都在为好好生活而努力。

4.探讨适用于服务对象的处理方案并形成计划

针对安小姐存在的自杀风险问题，社会工作者建议卓女士做到以下几点。

首先，参照自杀早期风险信号及时预判安小姐的自杀风险，如观察安小姐有如下行为则及时与社会工作者或其他专业组织联系。

（1）经常谈到自杀（要杀死自己）。

（2）总是谈到或想到死亡。

（3）对绝望、无助或无价值感发出议论。

（4）经常说"我不在这里就好了"或"我要离开"。

（5）日渐严重的抑郁（深度悲伤、兴趣丧失、睡眠和饮食问题）。

（6）突然地、出乎意料地由悲伤情绪转为平和安详，甚至表现出愉快的样子。

（7）有"死的愿望"，并尝试导致死亡的冒险行为。

（8）对过去在乎的事情失去兴趣。

（9）拜访或打电话与别人告别。

（10）把事情安排妥当、整理要丢掉的东西或更改遗嘱。

（11）专心考虑自杀的方法，寻找付诸实施的有关信息（如互联网），同时寻求自杀的手段。

其次，在预判到安小姐可能有自杀的风险后，卓女士要及时搜寻并处理安小姐可能会使用的自杀工具。

再次，建立家庭风险安全帮手清单，包括：当地社会心理热线，学校保安联系方式，医疗救护电话120，报警电话110，深圳市自杀危机干预热线，相熟的3个朋友等的联系方式，卓女士一旦发现安小姐有自杀倾向，可以根据清单所列联系方式寻求帮助。

最后，社会工作者介入，针对服务对象开展长效危机干预服务，包括缓解经济困难，改善经济状况，以及通过可转介非危机类服务促进人际关系、疾病康复等的改善。

5.自杀风险处理评估

在与服务对象卓女士面谈后一周，社会工作者电话联系卓女士，询问安小姐的情况，卓女士反馈安小姐情绪稳定，未有自杀行为，本次危机干预成功。

（二）第二阶段：功能恢复阶段

在功能恢复阶段，社会工作者要协助服务对象的家庭在生理、心理、社会交往等方面恢复到电信诈骗发生前的状态，具体介入包括以下几个方面。

（1）引导服务对象就电信诈骗事件对安小姐的双相情感障碍病情带来的影响，接受专业社会工作者的评估。

（2）协助服务对象与公安部门联系沟通电信诈骗案件进展。

（3）在安全的环境下，陪伴卓女士精确回忆犯罪细节，确认其认知状态受案件影响的程度，并对其进行心理疏导。

（4）与卓女士讨论电信诈骗案件发生时自己的恐慌情绪并进行疏导。

（5）描述电信诈骗案件发生以来的情感反应，包括自责、无助、愤怒的情绪等，并积极进行疏导。

（6）与服务对象讨论案件对于服务对象家庭的经济影响，经讨论得出的结论是家庭受到中等程度经济损失，基本生活仍可以维持下去。

（7）与服务对象讨论电信诈骗发生后，卓女士及安小姐个人生活，社交、职业和日常活动发生的变化。

（8）协助服务对象从本次电信诈骗案件中总结经验，让服务对象意识到自己的防骗意识提高了，降低未来被骗的可能性。

（9）协助服务对象原谅自己没有及时阻止女儿被骗的想法，承认那是一个正常人的反应，要学会谅解自己，消除愧疚感和罪恶感。

（10）协助服务对象获得单位、公益组织、热心市民的经济支持。

（三）第三阶段：经济恢复阶段

危机干预结束后，社会工作者针对该家庭的危机干预外的其他需求开展线下服务。恰逢春节临近，项目组为特殊困难群体开展新春关爱活动，以此为契机，社会工作者为卓女士送上新春的关爱与慰问。同时，项目组的工作人员联动所在地社区社会工作者及精神病防治管理社会工作者共同跟进，待有合适的社区服务活动或者家属支持活动时，积极邀请卓女士及安小姐参与，并针对其公租房申请事宜、安小姐就业等事项持续进行跟进。目前卓女士一家已申请到一室一厅的公租房，解决了住房困难问题（见表4）。

五、评估总结

（一）成效评估

在短短半年的时间里，社会工作者通过危机干预、功能恢复、经济恢复三个阶段的积极介入，案例服务成效显著（见表4）。

表4　本项目效果评估表

序号	类别	成效
1	危机干预成效	准确地评估卓女士及安小姐的安全风险程度，并获得卓女士的认同，风险评估目标完成度100% 针对卓女士及安小姐的安全风险，制订家庭风险处理方案，通过回访卓女士和安小姐，得知安小姐生命安全得到保障，危机介入有效。危机介入目标完成度100% 卓女士可以复述11条自杀风险的早期预警信号、自行撰写家庭危机帮手清单、分析及处理家庭风险物品，具备对安小姐危机状况的预警及应对能力，该项目标完成度100%
2	功能恢复成效	服务对象反馈，已经消除侵入性记忆、闪回、梦魇，该项目标完成度100% 服务对象认同自己的努力换来了如今的生活，并带着希望规划未来生活，该项目标完成度100% 服务对象恢复尊严和个人安全感，该项目标完成度100%
3	经济恢复成效	服务对象获得经济资助缓解了经济困难，该项目标完成度100% 帮助服务对象申请公租房、获得单位支持、职业技能提升等改善生活环境的能力，该项目标完成度100%

（二）结案

经回访，本案例的服务对象卓女士及其女儿安小姐的危机状态已经解除，卓女士也获得了预防及初步处理安小姐自杀危机的相关能力，卓女士和安小姐均恢复到电信诈骗发生前的生活状态，并将电信诈骗经历作为生活的一部分融入生活中，没有强烈的持续的痛苦体验，本案结案。

（三）发展前景与创新价值

本案例是典型的电信诈骗引起的家庭介入案例，其中的危机干预部分为家属求助的危机干预案例，与当事人直接求助的危机干预案例相比，此类案例存在信息收集困难、直接干预受阻、服务对象与当事人双重需求等特点，针对这些特点，本案例尝试从情绪稳定、危机介入技能、安全网络建立、危机预警等方面开展工作，成功开展了危机介入，提升了该家庭的危机应对能力，增加了家庭安全系数，探索了间接危机介入的实践经验。

同时，本案例中，社会工作者对于家庭的危机干预外的需求，包括就业、人际关系、经济问题等，也通过后续服务进行了介入，是一次成功的危机干预与家庭社会工作服务相结合的案例尝试，可以为未来危机干预与其他社会工作衔接操作的模式积累经验。

因爱绝处逢生

——积极心理治疗应用于双相情感障碍康复者的社会工作服务案例

张雅楠　邓　洁

一、项目介绍

T先生是一名罹患双相情感障碍的精神康复者,因发病而痛苦不堪,想要用结束生命的方式来结束痛苦。

2010年,T先生注册成为南山区残疾人家属资源与心理健康服务中心(本文简称"服务中心")的会员,接受精神康复社会工作服务,该服务中心专业服务团队人员构成包括:6名社会工作者、1名心理咨询师和1名辅助人员。多年来,基于服务团队对T先生的了解,以及服务中心工作人员多年的服务经验和自身的专业基础,T先生得到了很好的康复,他的很多特长得以发挥,成为该服务中心会员当中被人特别尊重的老大哥,他的书法作品曾多次作为礼物送给服务中心的合作伙伴,并作为参展作品在国际交流会上进行展示。然而,T先生的病情总是会在一定的规律和情境下复发,严重的时候会出现"轻生"的念头,过去10年,服务中心团队的工作人员曾多次将他从死亡线上挽救回来。

2020年11月，T先生再次发病，为了找到T先生发病的根源，从而有效控制以降低他发病的频率，服务中心的社会工作者决定用积极跨文化心理治疗方法重新对该案例进行梳理分析，寻找更有效的工作方案。这对于服务中心的社会工作者来说是一个新的挑战和课题。值得欣慰的是，这次尝试为服务中心工作的开展带来了惊喜。

二、理论阐述

积极跨文化心理治疗认为，病人——不单单是心理病人——的情况，在很多方面就像一个长期以来只用一条腿站立的人。经过一段时间的单腿站立，这个人的肌肉发生痉挛，负担过重的腿开始疼痛，此时他几乎不能继续保持身体的平衡。同时，以这种不同寻常的姿势站立，不仅负担重的那条腿疼，就连身体的脊背也开始紧张和痉挛。

积极跨文化心理治疗是以冲突处理为核心的人本心理动力疗法。该疗法认为人是能力的集合体，每个人都拥有"爱"和"知"两种基本能力，基本能力在成长的过程中因环境、文化、时代的不同而发生、发展出有一定特色的"现实能力"群，正是这种带有个人或时代特色的"现实能力"的运用造成生活中的误解与冲突。当我们与服务对象一起寻找其特有的现实能力并予以积极诠释，一起去发现、调节或发展更多的现实能力时，往往能拥有更多资源，实现"1+1＞2"的服务效果。

积极跨文化心理治疗基于人类认识世界的四种媒介将人的生活分为四大领域，分别为身体领域、成就领域、关系领域和未来领域，日常生活的四个领域代表着四大类的需求，即身体领域–生理需求、成就领域–物质及收益需求、关系领域–情感需求、未来领域–价值与意义需求；这四个领域的需求满足会带来幸福感，而四个领域的平衡发展是健康的基石，四个领域彼此影响、彼此促进、相辅相成。当我们用四个领域去区分、发现、评估服务对象的生活状态时，能更理解其真正的需求以及为满足需求而做出的努力，哪怕这种"努力"

会影响健康或导致生活冲突；亦能清晰服务目标和方向，提高服务效率。

三、个案背景

T先生，是一位戴着眼镜的中年男人，知识渊博，举止儒雅。同时，他也是一位罹患双相情感障碍的精神疾病康复者。双相情感障碍是一类既有躁狂发作或者轻躁狂发作，又有抑郁发作的常见精神障碍，主要特征是躁狂和重度抑郁共存或交替。躁狂症的症状主要是注意力不集中、多动和冲动。另外，重度抑郁症的特征是抑郁情绪上升或兴趣快乐下降，持续至少两周，并伴有典型的相关症状，如睡眠、食欲或活动水平的变化，疲劳、注意力难以集中，感觉无价值或过度自责，有自杀想法或行为。T先生喜欢哲学，懂得佛学，博览群书，写得一手漂亮的软笔字。家中书籍成山，涉及佛学、基督教、哲学、历史、政治、医学、心理学等，各种书籍分门别类陈列在整洁的书架上。每次与社会工作者和其他伙伴聊天时，T先生就好像一个优雅的骑士一般，时刻维持着绅士、礼貌的姿态。

四、服务对象评估

2020年秋天，T先生又一次发病。持续地失眠，进食困难，克制不住地吸烟并出现自杀的念头，此外，由于刚做完心脏搭桥手术，T先生身体和精神都备受煎熬，已经到了需要住院治疗的程度。2020年11月3日，社会工作者再次来到T先生的住处，并用积极心理治疗的理念和方法对T先生进行重新评估。

（一）现实冲突的梳理

社会工作者使用平衡模型与T先生一同对他的现实冲突进行梳理和呈现。具体详见图1。

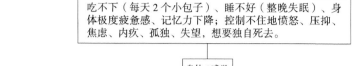

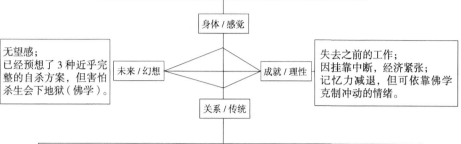

图1 T先生现实冲突梳理

（二）冲突反应的讨论

通过图1的冲突梳理，可以发现T先生的状态已经到了需要住院治疗的程度。然而T先生始终对住院这件事极度抗拒。因为在他之前的经验中，每次住院后，都会在接下来的很长一段时间里出现"反应迟缓、记忆力下降"等症状，会遗忘许多过去已经学习和掌握的知识和能力。

用T先生的话来说："很长一段时间里感觉自己如行尸走肉，好似一个废人。我宁愿死掉，再也不愿意变成一个废人，我难以面对那样的自己。"他要求自己必须时刻保持着一个绅士的、博学的形象，在生活中，作为一个能够很好地管理自己且值得尊重、信任的可靠的人。

在之前很长的一段时间里，社会工作者都认为"能力与成就"对于他来说是最重要的东西。所以做很多事情时，社会工作者会创造机会，让他去彰显自己的能力，并给予及时的肯定与鼓励。可是，这似乎并不是一个持久的行为，社会工作者发现总是会有一些更复杂的因素使他无法避免发病的困扰。

在这一次重新梳理评估之后，社会工作者发现，事实上对于T先生而言，

91

成为有用的人才能得到"关系"。"关系"才是他更看重的，甚至是看得比生命还重要的东西。因为只有不断学习，有知识、有品位才能得到别人的认可，特别是得到父亲的认可与关爱；但疾病的影响又让他的学习提升与展现无法获得保障，从而担心失去重视及关爱，导致其产生强烈的内在冲突（见图2）。

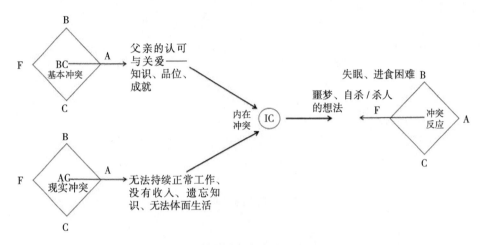

图2　服务对象内在冲突梳理

为了让T先生成为比自己更优秀的人，T先生的父亲在T先生四五岁的时候便把他送进了小学。为了给孩子和家人提供更好的条件，作为工程师的父亲常年在外务工，虽然取得了很高的成就，但也因此很少有机会回家。而T先生却患上了读写困难症，无法跟上小学的课程。不仅无法得到同学和老师的认同，还在弟弟出生之后遭到了母亲的嫌弃。

父亲始终鼓励包容激励着失去读书机会的T先生，帮助他通过自学读书认字，努力地发展自己，并成为书画家协会的一员。他的作品获得了许多人的认同，也结识了许多同样有成就的朋友。

然而，在一次又一次因发病而入院治疗之后，他开始失去优秀的朋友和身上的光环，甚至无法持续正常地工作，以致失去了稳定的收入。同时，随着年龄的增长、父亲的年迈，导致许多事情变得力不从心。T先生总觉得，父亲是对自己失望透顶而不想再照顾自己了。

在T先生的潜意识中，失去成就、失去品位则意味着无法得到父亲的关爱和认可。而疾病又让他持续地遗失过往的能力、成就和品位。内在冲突带来的痛苦通过"未来/幻想"领域的症状反映出来。例如，噩梦、失眠、自杀或杀人的想法等。

所以，对于T先生而言，解决冲突的着力点是其对"关系"的需要。"成就之所以高于生命"，是因为在他的潜意识中"有成就才能得到父亲的爱"。

五、服务开展过程

基于以上分析，社会工作者通过基本冲突、现实冲突、内在冲突以及冲突反应模型梳理呈现了T先生的状态，找到了提供服务的着力点。接下来，社会工作者需要做的就是和他一起在保留原有能力和功能的同时，去发展其相对遗忘、忽视或未能实现及未能得到满足的能力。

基于评估结果，社会工作者开始调整T先生的服务方案，继续保持其成就领域的体验感，同时，更多地从关系的角度出发，通过个案辅导、小组活动、康复训练等方法，结合积极心理治疗理论与技术，帮助T先生有能力去发现和体验关系层面的收获和感受，帮助他修复其失衡的状态，达到改变的效果。

（一）坚持康复训练维持和发展成就领域的体验

社会工作者邀请T先生担任社会工作服务中心"爱心图书室"的管理员，并与他一起讨论关于图书室的运作和管理模式。在后面的两个月里，T先生带领中心其他康复者一起对刚收到的170本捐赠书籍进行整理、编号，制定爱心图书室图书借阅和管理制度，并由T先生组织康复者一起进行管理，每周两次开放图书借阅。同时，T先生回到中心参与康复训练的次数也从每周两次值班慢慢开始变得更加频繁。自信、儒雅的T先生又回到了大家的视野。

（二）参与小组活动，强化关系领域的支持网络

T先生得到鼓励并报名了社会工作服务中心的"读书小组"。在活动过程中与其他康复者一起阅读和分享彼此喜爱的书籍，讲述自己对于书籍内容的理解以及属于每个人的故事。每位小组成员彼此分享，也彼此聆听、包容和鼓励。在社会工作者的引导下，T先生发现当自己在分享中认为做得不够好时，其他组员并没有因此而埋怨或失望，反而给予了及时的回应和反馈。当组员之间相互坦诚地表达期待时，也正是澄清误解和巩固关系的过程。

（三）面谈与辅导，帮助服务对象看到自己对父亲的依恋与期待，并正视父亲的关爱与认可

在日常辅导与面谈中，社会工作者更多地注意到T先生对于父亲的相关表达，并给予复述、积极诠释与确认，使之确信父亲对自己的关爱与认可，意识到自己害怕"失去成就"是因为"担心"有一天会失去父亲的认可与关爱，从而对于父亲付出的努力进行否认的行为。在沟通过程中，社会工作者引导服务对象关注的不仅是父亲，也包括身边其他的朋友以及社会工作服务中心的会员、社会工作者，其他社区工作人员等。

（四）捕捉事件中的挑战与机遇，带来服务的拐点

T先生：主要是我父亲太没用了，他都不大想管我了，他烦了，前几天他陪我去……但是他年纪大了……费用太贵了他也负担不了……算了，我就这样吧，他也不大想管我了，确实也指望不上啥，他能做点啥啊，也做不了啥。

社工：嗯，刚刚的很多聊天里我们都有听到你提到父亲，说到很多父亲帮你做了哪些具体的事情。

T先生：是，对，他陪我……也陪我……他是有的，但是他也没办法啊。

社工：你会担心他可能因为厌烦或者年纪大了力不从心而不再能陪着你

关注你是吗？我还感觉到，好像你对于父亲年纪大了还为自己奔波操劳这件事蛮在意的。

T先生：好像是这样的，他毕竟年纪大了，总是跟我折腾，他差不多管不动了，应该早就烦了。

社工：我们感觉到你非常在意父亲对你的看法。而且在之前与你聊天的时候，你都会常常不自觉地提到小时候的事情。我们在想你身上所具备的好多优秀的能力，比如特别有条理啊，工作时总是尽可能地做到最好啊，好像也跟你父亲有相似的地方呢。

接近两个月的康复训练，社会工作者观察评估T先生的状态比之前好了很多。能够坚持来社会工作服务中心参与康复训练，不再一个人24小时待在家中，自杀的念头出现的频率也随着忙碌而降低，并且能够主动联络中心会员以外的其他朋友。直到2021年1月3日的傍晚，社工再次接到T先生的电话，电话中T先生称听说某地有一所专门关精神病人的地方。

T先生：我觉得你应该知道那个地方吧，精神病人关进去就可以不用再出来了，老死在里面，就不会危害社会，像我这种人，对社会也没啥贡献，生活在外面就是给你们增加负担，万一哪天我控制不住把人伤了，我父亲也不好过，又会影响到你们，我就想，我下半辈子就待在里面算了。

从T先生的表达中，我们可能会看到一种"自我放弃"。我们会担心服务对象发生退行，会焦虑和挫败，之前的服务效果又被打回原形。如果发生内卷和反移情，则还有可能给我们自己带来痛苦的情绪体验。

然而，从积极的角度出发，在这段表达中我们还可以发现"曾经那么害怕住院、害怕失去学习知识、发展成就和品位"的T先生，竟然会主动产生将自己"关起来"的想法！那可是被他视作比生命更重要的东西！

而这个想法的由来依然是与"重视的关系"相关，父亲、邻里、工作人员乃至社会安定。因关系而抗拒，也因关系而放弃。在我们看来，正是因为关系而发生了改变的机遇。

社工：我很震撼也很感动，曾经那么抗拒被关在医院、那么害怕失去生命价值的 T 先生，今天会为了不会伤害别人，为了关心他的人们，而产生如此"勇敢"的一个想法。这么艰难和抗拒的事都敢于去战胜，那还有什么能难倒他呢？这是多么强大的力量啊，像一个勇敢的战士，那么鲜活的你其实一直都在啊。T 先生，我现在也特别想告诉你，关心你的人们也一直都在，在等你和他们一起训练和工作。

发生这段对话的 3 个小时后，社工收到了 T 先生的信息。社工告知我自己在社区民警的协助下通过绿色通道住进了康宁医院，并期待出院后归来。

六、服务效果

半个月之后，T 先生向主治医生申请到一次使用手机的机会，他把电话打给了社会工作者，在电话中，他说很奇怪，这一次医生没有给他开任何药剂，自己也出奇地平静。每天一日三餐正常吃，作息规律，晚上也睡得很好，不会再去想自杀的事情，也没有去思考那些令人烦恼的事情。身体情况和精神状态都好了很多，这是过去几十年当中都没有发生过的体验。

一个月之后，T 先生在社区的协助下办理了出院手续。

2021 年一整年，T 先生基本上处于相对规律的出勤与训练的生活状态，与其他康复者侃侃而谈，管理着爱心图书室，并力所能及地参与中心开展的其他活动。一晃一年过去，又到了深圳的秋天，T 先生稳定的状态已经整整持续了一年。与 T 先生之前的状态相比，这种改变，基于 T 先生在关系领域的需要得到识别与满足，基于内在冲突的解决。当其重视的成就领域得以保持而关系领域得以发展，失衡就逐渐趋于平衡。于是，我们又见到了那个知识广博、举止儒雅、谈笑风生的 T 先生。

七、结论和思考

社会工作和心理咨询工作虽然属于两个专业领域，各自有着自己的专业理论、工作方法、工作守则和价值观念。然而，这并不影响两个专业之间的合作。社会工作者学习心理治疗技术，并结合专业社会工作的理念、理论、工作方法和技巧开展工作，这可以帮助社会工作者获得更多资源，从而更好地理解和帮助服务对象，实现更好的服务效果。

当然，需要注意的是，参与项目的工作人员引用跨领域知识技术的同时，不要带来自身职业角色上的混淆，在工作过程中，不是把社会工作者变成心理咨询师，也不是把心理咨询师变成社会工作者。在这里，我们讨论的是两个专业之间的相互支持与协作。本案例是在精神康复社会工作服务中应用了积极跨文化心理治疗技术之后的实践成果的阐述，它很好地证实了上面的观点。

在笔者工作的社会工作服务机构，从2010年开始就有同事接触、学习和尝试在社会工作服务中应用积极跨文化心理治疗方法。2018年开始，机构组织培养了一支应用积极跨文化心理治疗技术开展社会工作服务的专业队伍，短短4年时间，有12名员工获得了"积极跨文化心理治疗咨询师"证书。在学习和实践的过程中，积极跨文化心理治疗方法为社会工作者提供了非常有效的助力，社会工作者也在致力于积极跨文化心理治疗技术与本土社会工作相结合的实践探索和推广工作。

直面情绪危机，重构生活希望

——危机干预模式下严重精神障碍康复者心理疏导案例

郭建伟

一、服务对象基本情况

服务对象丁某，男，23岁，被诊断为双相情感障碍，2020年4月发病至今，一个人在深圳生活，有自杀未遂史。

服务对象因为原公司经常加班、工作压力非常大，同时公司拖欠工资，选择离职搬离福田区，因此档案随之迁出至深圳其他区。近日服务对象控诉迁入地不能办理高风险监护补贴，并给档案原所在地的社会工作者发来手腕包扎着的照片，说是不是只有这样才算重度精神障碍患者，才能办理高风险监护补贴（按照深圳市严重精神障碍患者监护人补助政策规定，一般患者监护人补贴每人每年2800元，高风险患者监护人补贴每人每年6400元），服务对象自述近期因为割腕进过医院，而且被诊断为重度抑郁，情绪特别激动。

二、服务策略

危机理论认为个体、家庭和社区在整个生命期遭遇压力和危机事件会促使其使用现存的力量、资源和应对措施来处理危机事件。但是当遭遇的压力或危机事件在运用现有的力量、资源和应对机制不能有效减少或减轻事件的负面后果时，他们的平衡就会被打破。在这种状态下，社会工作者通过介入，可以帮助他们获得新的力量、资源和应对机制来克服危机状态，帮助他们重新建立应对和解决问题的能力。

根据危机干预模式，在本次案例工作过程中，社会工作者基于既往与服务对象建立起的基础关系，将按照以下步骤开展工作，第一，积极倾听处理服务对象的心理和情绪问题，解除服务对象应激状态。第二，理顺服务对象目前所面临的主要困难，全面分析可以从哪些方面入手开展工作。分清急缓程度，优先处理紧急的问题，同时聚焦压力来源，解决压力事件，以减轻压力事件对服务对象的影响。第三，共同制订行动计划，陪伴、支持、鼓励服务对象作出积极改变。第四，帮助服务对象重建和巩固社会支持网络，以期服务对象可以尽快恢复其社会功能。

三、服务过程及结果

在服务对象处于危机失衡状态时，其在事件过程中体验到了愤怒、无助和混乱，自身已经不能用以往的应对方式来处理事件带来的影响。社会工作者应采用危机干预的工作方法迅速介入，帮助服务对象获得新的力量、资源和应对机制来克服危机状态。

（一）确定首要工作任务，舒缓服务对象情绪，增强心理支持

服务对象丁某表述出来的问题是为什么不能办理高风险监护补贴，服务对象情绪特别激动，无法接受领取一般患者监护人补贴事实。

针对上述情况，社会工作者首先对服务对象的情绪进行安抚，对服务对象的心情表示理解和关怀，感同身受投入患者的处境，解除案主应激状态。在这个过程中，社会工作者应表现出对服务对象无条件的积极关注，真诚、

同理和接纳服务对象目前的情绪和状态，帮助服务对象慢慢释放积压在心里的负面能量，逐渐舒缓情绪，慢慢改变认知，心平气和地接受不能办理高风险监护补贴的事实。

（二）聚焦压力来源，整合资源

社会工作者通过支持和鼓励服务对象，引导服务对象陈述其经历，发泄并舒缓情绪，一起探究服务对象问题产生背后的原因，共同寻找最优解决方案。

通过沟通了解，社会工作者了解到服务对象已经尝试过很多方法解决目前的困境。服务对象曾到康宁医院接受过专业的心理咨询，因为费用较高无法承担，就没有继续治疗，也咨询过相关政策支持，知道相关部门出台的服药补贴和监护补贴政策。

服务对象自述目前因为药物副作用，服药之后产生疲倦的感觉，严重影响了工作效率，故自行停药，导致病情复发。在服药方面，社会工作者建议服务对象在复诊时及时和医生沟通，了解清楚是否可以通过调整药物改善治疗效果，缓解药物副作用带来的不适。引导服务对象对比发病时情况及目前康复的状态，增强其对自身疾病的认识，提升服务对象的自制力和药物依从性，从而更好地配合治疗，恢复正常的工作和生活。

针对服务对象心理咨询的需求，社会工作者为其提供深圳市级、区级心理援助电话，告知有需要时可以及时拨打电话进行咨询和求助；对其单位拖欠工资的行为，如服务对象有需要，社会工作者可以协助服务对象联系劳动权益保障部门，帮助其维护自身权益。

（三）修复服务对象的效能感

针对服务对象的无希望感，在个案辅导中，社会工作者主要运用理性情绪认知疗法，引导服务对象直面自己目前的困境，察觉自己内心有偏差的思维想法，社会工作者要带领服务对象积极主动纠正不理性思维，逐渐学会积极的思维方法。

（四）重建和巩固服务对象的社会支持网络

社会工作者要逐步引导服务对象觉察并发掘自己的优势和社会资源，让服务对象相信自己有能力找出解决方式，从而提高生活质量。在与社会工作者的沟通过程中，服务对象发现自己兴趣广泛且专注力很强；自己很会做饭，爱看书，喜欢调鸡尾酒，自己的摄影技术也很棒；自己有稳定良好的人际关系，固定的社交圈，家人朋友对自己也很关心。社会工作者应当对服务对象的能力和资源优势及时给予支持和肯定，并注入希望，让服务对象对未来有期待，相信自己有足够的能力，让工作和生活变得越来越好。

（五）后续工作

社会工作者开展个案辅导两周后，服务对象的焦虑情绪及抑郁状态逐渐好转，睡眠状况也得到改善。服务对象开启新的生活计划，同时也找到新的工作。目前服务对象情绪稳定，能按照医生要求规律服药。虽然还是一个人生活，但服务对象一直在坚持着自己的兴趣和爱好，并特意发微信感谢社会工作者的耐心倾听和帮助。

四、服务反思

依托危机干预模式，社会工作者快速作出危险性判断。有效地稳定了服务对象的情绪，厘清目前困扰服务对象的主要问题，并从当下困扰服务对象最棘手的问题出发，探索解决方法、找到服务目标，在服务对象落实目标的过程中给予赞赏和鼓励，鼓励服务对象依靠自己的能力解决问题。

在整个心理辅导过程中，社会工作者特别注重自我检讨及反省。起初在和服务对象沟通无效时，社会工作者及时检视与服务对象沟通的过程存在什么问题，刻意留意自己和服务对象交互关系的变化，反思服务对象的情绪为什么越来越激动，不断去分析服务对象所提出的困难、问题以及不良处境背后的原因，探究冲突的内容及环境，不单单是解决服务对象描述的表面存在的问题，还激发服务对象自己解决问题的能力。

沟通结束后，社会工作者进一步检视心理辅导的整个过程，对自己在个案辅导过程中的理念、伦理、文化情况进行反思，具体包括：在服务对象情绪的影响下，社会工作者自我情绪的变化，从跟随服务对象、觉察并及时自我调整，看到服务对象的情绪，承认并接纳自己的情绪；社会工作者认识自己的能力和资源，理解服务对象目前的处境和困难，明确分析和定位自己能为服务对象提供帮助的程度，相信服务对象的能力，并协助服务对象解决目前的困境。

登山的感觉

——隐喻手法介入精神康复服务案例①

郭金磊

一、案例背景

（一）基本资料

XY，女，33岁，曾患有精神分裂症。

（二）背景资料

服务对象体质弱，爱好唱歌、跳舞，有生活自理能力，人际交往能力一般，敏感，易情绪化，多愁善感，领悟能力强。家庭经济情况一般，父母留了一套房给她，平时社交较少，偶尔与几个朋友来往。

（三）引发事件

近半年服务对象交了一个男朋友，常常因此欢喜或悲伤，有时因为一件事情不停地琢磨，并询问不同人的意见，但仍然没有结果，在矛盾心理下引

---

① 本案例获得2017年度深圳市社会工作优秀案例银奖。

发了紧张、焦虑情绪，故向社会工作者求助。

二、问题分析（预估）

根据服务对象的情况，社会工作者发现服务对象常常有紧张、敏感、悲观等情绪，在感情问题上表现为过分自卑，猜疑和忧虑，既不相信自己，也不相信别人。服务对象心理负担较重，经常紧张焦虑，担心害怕，长此以往易导致情绪不稳、疾病复发等情况。因此需要社会工作者及时对服务对象进行干预和介入，在给予服务对象支持的情况下，对服务对象的情况进行综合分析。

（一）服务对象的各种担心和顾虑

经过与服务对象的沟通交流，社会工作者发现服务对象目前存在的问题和需求是：①担心这次恋情仍然没有结果，再次被抛弃；②担心看错人，男友是因为其他的目的和她交往；③希望能和男友尽快结婚，共同生活；④如果搬离家庭，害怕父母担心自己；⑤害怕男友虐待她，不会一直对她好。

（二）问题分析

经过沟通，社会工作者发现服务对象目前已经把和男友交往这件事情中可能出现的各种情况几乎都考虑到了，但是无法作出清晰的判断。根据马斯洛的需求层次结构理论，社会工作者认为服务对象目前有爱和归属的需要，但安全的需要没有建立好，处于缺乏安全感、对爱情婚姻的认知不够、自信心不足的阶段，因此只有把需求的金字塔地基打好，才能协助服务对象实现更高层次的需要。

（三）理论支持

马斯洛的需求层次结构理论认为，人们需要动力实现某些需要，有些需求优先于其他需求，其中归属和爱的需要，是指一个人要求与其他人建立感情的联系或关系。服务对象感情上的需要比生理上的需要来得细致，它和一个人的生理特性、经历、教育、宗教信仰都有关系，社会工作者要协助服务对象建立安全感，在提升自信心的基础上，发展归属与爱方面的需求。

隐喻（metaphor）一词源自希腊语metaphora，意为"传递"，即将真实的事物用映射、模拟的方式传达出来，是在此类事物的暗示下感知、体验、想象、理解、谈论此类事物的心理行为、语言行为和文化行为。隐喻就是在两个现实现象之间的某种相似。这种相似首先是感官上相似，更重要的是内心感受层面上的相似。隐喻类似个案技术中的阐释，都能够让服务对象用新的角度来看待事物，产生新的领悟。隐喻的作用是：创造一个安全的距离来谈论与接触自己，降低防御；透过隐喻来觉察自己的行为、情绪或想法。

因此，社会工作者根据服务对象敏感和情绪化的特点，计划通过隐喻的手法，把恋爱过程比喻为登山过程，协助服务对象建立安全感和自信心，觉察自己的情绪和行为，体验恋爱的过程，来缓解情绪压力，学会有效地管理自己的情绪。

三、服务计划

（一）服务目标

一是协助服务对象通过觉察自己的情绪和行为，缓解情绪压力。
二是协助服务对象建立安全感，降低防御。
三是体验恋爱的过程，学会有效地管理自己的情绪。

（二）服务策略

一是通过个人辅导和隐喻的方式，消除服务对象的紧张感，通过面谈的方式了解服务对象的详细资料，建立专业关系，对问题需求做初步评估；

二是通过问题聚焦，协助服务对象觉察自己的情绪和行为，缓解情绪压力；

三是运用隐喻手法，协助服务对象建立安全范围，认识和了解爱情婚姻，共同制定目标和实施计划；

四是运用情绪管理技巧，协助处理恋爱过程中出现的情绪状况，学会有效管理自己的情绪。

四、服务过程

（一）调整心态，建立心理预期

介入重点：消除服务对象的紧张、恐惧感，建立关系，收集资料，完成初期评估。

主要事项：服务对象在和男友交往过程中，出现各种担心和顾虑，例如，男友没有及时回复就担心男友有变化；担心这次仍然没有结果，再次被抛弃；担心看错人，男友是因为其他的目的和她交往；等等，以致出现紧张、恐惧的情绪。社会工作者主动倾听服务对象的担心和困惑，通过接纳、同理心等技巧消除服务对象的紧张情绪，同时也取得服务对象的信任，建立了专业关系，通过逐一澄清的方式，消除服务对象的疑虑，让其理性思考，调整心态，做好准备，建立良好的心理预期。

（二）一步一台阶，稳步上升

介入重点：运用隐喻手法，了解爱情、婚姻等信息，理解恋爱和婚姻的区别，自我觉察自己的情绪和行为。

主要事项："你和他关系怎么样？""我们是朋友啊。"当社会工作者和服务对象谈论自己与男友的关系时，服务对象这样回答。当问到男友对她的态度时，她也说不清楚。鉴于此，社会工作者首先协助服务对象梳理了其目前担心的一些内容，主要集中在服务对象与男友的关系上，而关系的建立和促进不是一蹴而就的。就像爬山的过程，爬山的过程也是搭建关系塔和婚姻殿堂的过程，需要打好基础，一步一个台阶，逐步建立和深入关系。社会工作者通过与服务对象沟通，让其理解到恋爱和婚姻是不同的，恋爱是一个过程，婚姻是结果，是盛开的花结的果。谈恋爱就像登山，在这个过程中要先做好心理预期，不过多关注结果，只有全身心体验恋爱的过程，才能稳步上升。

（三）分散注意力，放松情绪

介入重点：协助服务对象转变处理恋爱过程中遇到问题的思维方式，学会分散注意力，放松自己的情绪。

主要事项：社会工作者引导服务对象领会，在山下，看不到山顶的风景，对爬山过程中可能出现的问题和情况的担心，对山的高度的畏惧感等都不重要，爬山的过程才是更重要的，爬山的时候累了我们可以休息一会儿，可以欣赏一下周围的风景，感受登山过程中的阳光、风和温度等，放松心情，舒缓情绪；如果遇到突发状况，首先要冷静下来想办法，不要着急决定和行动，也可以寻求同伴的支持和帮助。恋爱过程也是如此，恋爱的时候可能会品尝到酸、甜、苦、辣、咸多种味道，如果和对方闹矛盾了，可以先冷静下来，把问题放一放，换位思考问题；如果紧张或害怕一些事情的时候，可以先稳定情绪，找工作人员和朋友去倾诉，将注意力转移到愉快的事情上去；也可以分散注意力，将烦恼的事情分解，把它们各个击破，而不是人为地放大和累积。

通过沟通，服务对象理解了恋爱过程中出现状况的应对方式，在随后的一段时间，服务对象参与活动的内容也丰富了起来，在担心与男友的关系状况和以后的进展时，服务对象会选择在图书室看书或写一些文章，让自己的情绪放松下来。

（四）勇于面对，坚持努力

介入重点：协助服务对象学会如何处理父母对自己目前恋爱关系的态度，

客观地面对外部压力。

主要事项：通过沟通，社会工作者了解到除了服务对象自身对这段恋爱有顾虑，服务对象的父母也很关注，担心女儿嫁的人不可靠。

社会工作者询问服务对象："你是怎么判断男友可不可靠的呢？"

服务对象："我爸妈觉得不可靠，担心住房被骗。"

社会工作者："你自己的感觉呢？"

服务对象："一半一半吧，他表现很好，但我不完全相信。"

根据服务对象的回答，社会工作者需要清楚探知服务对象恋爱的目的和自己的主动性，以便使问题更加聚焦和明确。社会工作者继续询问服务对象现在恋爱主要是想和男友发展什么关系，服务对象表示自己也不清楚。

社会工作者："你觉得你父母现在是站在什么角度想的？"

服务对象："应该是结婚吧。"

社会工作者："你们现在的恋爱关系到结婚的程度了吗？"

服务对象确定地回答："还没有。"

服务对象和父母站的角度不同，考虑的事情也不同。因此需要协助服务对象与父母沟通，达到一致的目标，协助服务对象的父母根据服务对象的情况去鼓励和支持服务对象恋爱，而不是给予压力和负担。

社会工作者通过和服务对象父母的沟通，以及服务对象自己感受的表达，让服务对象的父母了解了她现在紧张、焦虑的情况，服务对象的父母表示支持和理解服务对象，遇到特殊情况会及时和服务对象沟通，父母永远支持服务对象。

基于上述方法和措施，社会工作者协助服务对象学习建立安全防线，学习解决恋爱"登山"过程中的一些困难：遇到陡峭的山坡时，我们需要停下来观察一下，选择合适的落脚点继续前进；遇到阻碍的时候，我们可以转换思维，寻找其他的路径和方法；遇到突发状况时，我们需要冷静下来，不能退却和逃避。

（五）自我评估，适时调整情绪

介入重点：协助服务对象进一步了解自己，觉察自我，学会有效管理自己的情绪。

主要事项：经过一段时间的个案辅导，服务对象有了自己的理解，也对自己这段恋爱有了更大的信心。但恋爱过程中，服务对象仍然会有各种状况出现，尤其是会遇到挫折和矛盾，服务对象只有学会管理自己的情绪才能更好地应对。

服务对象的情绪化常常是过度关注、沟通不良、自我保护、仇恨与偏见等原因导致的，有一天，服务对象跑到办公室告诉社会工作者："我以后再也不想见到他了，有他没我，你能不能帮我赶走他？"社会工作者让她不要激动，告诉社会工作者发生什么事情了，那么激动。她告诉社会工作者，她也不知道，就是很烦躁。社会工作者告诉她："如果你现在还没有找出原因和症结，就先冷静一下，不要想这个事情。"

管理情绪有几个步骤：第一，理智控制情绪，冷静下来；第二，寻找原因，找出症结；第三，有针对性地训练。可以结合自己的业余兴趣、爱好，选择几项需要静心、细心和耐心的事情做，如练字、绘画、制作精细的手工艺品等，先让自己冷静下来，也可丰富业余生活。

在她冷静之后告诉社会工作者，其实不是讨厌他，是他做的事情让她很生气。"你告诉他你生气了吗？""没有"，服务对象可以直接告诉她男友自己的想法和生气的原因，通过沟通可以消除负面情绪。另外，通过一些场景的模拟和放松训练，慢慢地，服务对象可以在情绪出现的时候，先让自己冷静下来，然后通过转移注意力的方式放松，当找到症结的原因的时候，就可以释放自己的情绪和负面的影响。经过一段时间的尝试，服务对象大多数的时候情绪比较稳定，较少有失常的情况出现了。

五、评估与结案

（一）服务对象评估

服务对象在个案辅导过程中通过填写问题需求评估及阶段性自我评估的方式，对改变做自我觉察，具体如表1所示。

表1　服务对象自我觉察表

	填表日期 2017 年 2 月 10 日	□第一次检讨 / □档案结束 日 期 2017 年 2 月 24 日	□第二次检讨 / □档案结束 日 期 2017 年 3 月 30 日	□第三次检讨 / □档案结束 日 期 2017 年 5 月 26 日
请填写 3 个你认为最困扰你的问题 / 需求	困扰程度（0 ～ 5 分，0 分为没有困扰，5 分为非常困扰）			
与男友的关系问题	3	3	2	2
不够坚持，害怕看错人	5	4	3	1
情绪波动	4	4	2	1

（二）过程和效果评估

1.过程评估

社会工作者在厘清服务对象的心理和精神状况下，通过问题聚焦、隐喻和情绪疏导的方式，有效地缓解了服务对象紧张、焦虑的状况，也从马斯洛的需求理论出发，协助服务对象建立安全感，在提升自信心的基础上，运用隐喻手法协助服务对象体验恋爱过程。在遇到情绪失常情况时，结合认知疗法，促进服务对象有效地管理情绪，通过其他途径合理疏导情绪。

2.效果评估

经过一段时间的辅导，服务对象的紧张、焦虑情绪得到了有效缓解，也对自己有了更清晰的认知，当出现突发事件和矛盾时，可以冷静下来，主动地思考原因，服务对象也积极参与各项活动，通过画画和去图书室看书等方式转移注意力，可以理性地看待目前和男友的关系，也没再说结婚后的一些事情了。

六、反思

有人说隐喻是一把钥匙，可以打开郁结的心房；促使聆听者碰触到自己的情绪，让情绪得以有宣泄的时机。隐喻又仿佛是一扇窗，让彼此的心也得以打开；仿佛是温暖的手，触碰到被遗忘的孤寂角落，让心变柔软，而有了被疼惜的机会。[①]

每个人都有自己的个性特征，当问题和困难出现时，需要我们换一个角度看待；服务对象是精神分裂症康复者，从生理的角度，有由于疾病带来的负面影响；从心理的角度，需要更多心理支持和自我强大。

因此，虽然此次主要运用隐喻的手法协助服务对象处理恋爱关系，但更多的是协助服务对象管理自己的情绪，而情绪的管理和疏导也是一个长期心理防御机制的过程，尤其是对曾经罹患精神疾病的人群，由于病情反复和社会功能退化等，会出现反复的情况，也就需要我们更加努力和共同坚持，营造一个良好、和谐的社会环境。

---

① 蓝纯. 认知语言学与隐喻研究 [M]. 北京：外语教学与研究出版社，2005.

挖掘潜能，重燃希望

——"EPS社工介入模式"在精神康复服务中的运用①

彭新诚

一、案例背景

服务对象赵某，男，32岁，于2015年7月随同父母从湖南老家投奔在深圳工作多年的哥哥，哥哥购了一处房产给父母与其一起居住。服务对象性格内向腼腆，患有精神分裂症并伴有癫痫。患病已有10余年，能从事简单的家务劳动，对疾病缺乏自知力。情感淡漠、懒言少语，很少与外界接触，行为懒散，社交退缩。言语表达较为混乱，经常答非所问。父母也出于安全考虑，很少让其外出。人际圈子狭小，交流也仅限于家属。大部分时间是在家看电视或者睡觉，终日无所事事，自尊感和价值感严重偏低，对未来充满迷茫和焦虑。

二、问题分析

在社会工作者的耐心陪伴和悉心关爱下，服务对象慢慢放下戒备的心理，

---

① 本案例获2016年度深圳市社会工作优秀案例银奖。

对社会工作者产生了信任和依赖。通过几次家访，社会工作者与服务对象建立了良好的专业关系。社会工作者在接案面谈的过程中，发现服务对象的问题及需求主要体现在以下几个方面。

（一）生活自理能力较差，缺少生活技能

受疾病及抗精神药物副作用的影响，服务对象只会做简单的家务劳动（拖地板、擦桌椅）。虽然家里人也有意识地让他承担一些家务，但有时候服务对象嫌弃洗碗刷盘子油污太多不想干，家人顾虑服务对象的安全，很多时候就帮他完成。服务对象每天吃的饭菜都是父母上班前做好放在冰箱里，服务对象回家自行加热。服务对象不会乘坐公共交通工具，不会使用手机等电子设备。

（二）生活圈子狭窄，朋辈支持较少

由于刚到深圳不久，服务对象对周边生活环境不是很熟悉，人际圈子仅局限于亲人，整天在家很少外出运动锻炼，以致身体肥胖。由于没有朋友，服务对象也不知道如何与别人相处，显得比较腼腆害羞，性格较为内向。

（三）家庭关系紧张，缺少倾诉渠道

由于父母与服务对象沟通方式上的不恰当，时常为一些家庭琐事发生争吵，双方在争论过程中相互指责，父母说话也很少顾及或考虑到服务对象的内心感受，不好的言语刺激使得服务对象很有抵触情绪，但是也没有一个很好的倾诉出口。

（四）缺乏人生目标，自我价值感偏低

服务对象来自农村，很少接触外界，对很多新生事物很好奇，想去接触了解又害怕别人耻笑。对于未来焦虑迷茫，觉得自己是世界上最不幸的人，过分关注疾病及药物副作用带来的影响，虽然有尝试去改变现状，但是觉得自己能力不够，缺乏自信和勇气。

三、服务目标

通过与服务对象及其家人座谈，社会工作者了解和分析了服务对象赵某的服务需求。服务对象希望通过抗精神药物方面的治疗，结合社会工作服务中心相关的职业康复训练，能够逐渐提升个人康复信心和生活勇气，逐渐走出家门和适应城市生活，寻找个人价值和生活意义。于是，社会工作者结合服务对象目前的情况做了相关的服务介入前的能力评估，协助服务对象制定四个服务目标。

（一）生活技能方面

培养有规律的生活作息安排，学会自己整理内务和打扫室内卫生；学会使用通信工具和乘坐公共交通工具等；熟悉居住地周边社区环境（标志物、公交站和路牌等），能够独自出门。

（二）人际交往方面

帮助服务对象营造和搭建人际社交平台，学习并掌握一些简单的人际互动技巧，包括表达问候和感谢等。

（三）家庭关系方面

服务对象能够向家里人清晰表达自己的需求和感受，父母在管教和沟通方式上作出适当调整，与服务对象的关系得到改善。

（四）价值感方面

引导和协助服务对象发掘自己的潜能和优势，鼓励支持服务对象参加社会工作服务中心的活动，安排服务对象承担工作性角色，增强个人成就感和价值感，提升康复信心。

四、介入过程

（一）"EPS社工介入模式"的运用

EPS社工介入模式，主要是指运用强项角度（Strengths Perspective）、参与（Participation）和充权（Empowerment）三个概念去推行社会工作的介入方法。简言之，首先，该模式是社会工作者通过观察，协助挖掘服务对象身上的闪光点及个人潜能，即为强项角度（亦可称优势视角）。其次，社会工作者通过引导、鼓励、示范等方式，推动服务对象参与各类生活、社交及技能培训小组和活动。最后，放大服务对象个人的存在感和价值感，不断给予激励和注入希望，提升其康复信心。这一过程也是社会工作者协助服务对象实现自我增能充权的过程。结合个案具体情况，该模式的介入实施情况如下。

1.强项角度

强项角度是指社会工作者不要只看到服务对象的问题、需要、限制及弱项，而要帮助寻找和发掘服务对象的强项，并更多地强调他们有继续成长和发展的潜能。本案例中，服务对象赵某虽然患有精神分裂症并伴有癫痫，存在思维意识混乱、语言表达缺乏逻辑等问题，但是他有一颗好学的心，对任何新事物都充满了浓厚的兴趣。服务对象喜欢植物盆栽，懂得如何栽培、施肥，喜欢唱歌和养殖热带鱼等，富有吃苦耐劳的精神和求真务实的态度，能主动承担社会工作服务中心的环境清洁、植物浇水等工作。此外，服务对象特别有时间观念，参加日间康复训练从来不迟到早退。

2.参与

参与是指服务对象自愿、主动地参与策划与决定，会给自己作最好的选择，他们不是工作预案的跟随者，而是执行者。初到康复中心时，服务对象胆怯闪躲、说话腼腆害羞，在社会工作者的引导和鼓励下，在康复中心对于其他会员服务对象的接纳和包容的影响下，服务对象很快便融入了温暖的大家庭中，积极参与日间运动康复训练，加入了康复中心家事组、爱心店、门球队，并在其中担任了一定的角色。经过一段时间的活动参与，服务对象与其他康复会员慢慢熟识，脸上的笑容逐渐增多，与人互动也逐渐有了勇气和信心。在参与园艺治疗工作坊时，通过栽培与照顾植物，服务对象内心的一些情绪和压力得以释放，整个人也逐渐阳光开朗起来。

3.充权

充权是指获取、重拾或发展个人的权力及能力感，有效应对日常生活困难的能力，去达到有足够力量掌控个人将来的命运，目标是消除个人对自己的负面评价、增强自我价值。

在社会工作者及康复中心其他康复会员的鼓励和支持下，服务对象身上的闪光点逐渐被别人看到，自己慢慢对生活有了一定的掌控感，学会了使用通信工具和家人朋友沟通交流，会使用"深圳通"乘坐公共交通工具，慢慢会整理和收拾房间，烹饪简单的饭菜，适当地调整了自己的生活作息安排。随着自己各方面能力地慢慢恢复和提升，服务对象得到了大家的肯定和赞扬，对于自身得了精神疾病的负面评价和自卑心理的负面标签也在慢慢淡化，服务对象的康复信心也在慢慢重新建立。

（二）服务策略

1.资料收集及服务对象问题和需求评估

社会工作者与服务对象沟通，预约上门探访的时间，通过观察和询问，从各个渠道收集服务对象生理、心理、资源以及相关支持等方面的资料，并根据收集到的资料评估服务对象的需求，分析服务对象所处的环境，了解其解决问题的优势及劣势。

2.EPS社工介入模式

依托EPS社工介入模式，社会工作者了解和发掘服务对象的能力和优势，协助服务对象制订康复服务计划，并监督实施；引导、鼓励和支持服务对象参与中心康复训练和小组活动。社会工作者依托康复服务平台，施展自己的能力和特长，实现服务对象的自主增能和充权。

（三）服务介入过程

1.第一阶段（2016年6月1日—2016年7月30日）

（1）工作目标

建立专业关系；收集服务对象资料；制订服务计划。

（2）工作内容

社会工作者通过倾听、接纳、尊重、同理等专业技巧，陪伴服务对象熟悉所居住社区的周边环境，了解服务对象的兴趣爱好，带领服务对象一起参与小组活动，并分享感受和心得。社会工作者要帮助服务对象放下戒心，要走进服务对象的内心，主动关心服务对象的生活，耐心聆听服务对象的利益诉求，和服务对象建立良好的专业信任关系。

通过入户探访及面谈的方式，收集服务对象家庭和社区周边资源，以及可获取朋辈支援的渠道和方式，并对服务对象的能力优势、面临的困难和挑战作出分析，与服务对象一道，寻求相应的应对策略和解决途径，遵照服务对象的意愿，鼓励和支持服务对象自决，与服务对象一起商量制订个人的康复服务计划。

（3）服务小结

在社会工作者的陪伴和关怀下，服务对象慢慢建立了安全感，感受到了社会工作者的真诚和接纳，社会工作者和服务对象之间的专业关系得以慢慢建立。服务对象及其家属也能够逐渐打开心扉，诉说其在成长经历中发生的重大生命事件。在知晓服务对象的现实处境，征得服务对象的同意后，社会工作者开始为其制订个人康复服务计划。

2.第二阶段（2016年8月1日—2016年8月30日）

（1）工作目标

帮助服务对象训练、学习生活技能；监督执行服务计划。

（2）工作内容

一是社会工作者通过示范引导，训练服务对象烹饪简单的饭菜，学习洗碗、拖地板，折叠衣服和整理床铺，打扫和收拾自己的房间。

二是社会工作者上门迎接指引，一路陪伴服务对象步行至康复中心，引导服务对象识记路标和明显的标志性建筑，培养方向感，认识公交站牌和交通路线，学会使用电子地图。

三是社会工作者向服务对象介绍手机的常用功能和按键使用技巧，帮助服务对象学会使用手机打电话和发微信；帮助服务对象学习使用"深圳通"乘坐地铁、公交车等。

四是制订康复周计划和生活作息表，鼓励并监督服务对象每天准点到达康复中心参与日间运动康复，参加康复中心组织的康乐和文体娱乐活动，并给予服务对象积分奖励支持。

（3）服务小结

在社会工作者耐心细致的陪伴下，服务对象能够感受到爱与温暖，也逐渐愿意去尝试一些力所能及的家务劳动，并慢慢掌握了如何识别方向和乘坐交通工具等。服务对象个人的生活自理能力、社交技能得到了进一步强化和提高。

3.第三阶段（2016年9月1日—2016年9月30日）

（1）工作目标

帮助服务对象训练和学习人际互动技巧，提升语言沟通表达能力；社会工作者承担职业康复训练角色和职责，提升服务对象个人价值感和康复信心。

（2）工作内容

一是鼓励服务对象参加人际社交小组，运用角色扮演、情景模拟对话，训练服务对象学习人际互动技巧，提升语言表达能力。

二是鼓励服务对象加入爱心店作为店员，学习销售技巧及收银盘点技能；强化服务对象个人的责任感意识和时间观念，糅入集体意识概念的学习内化。

三是鼓励服务对象加入康乐门球队，培养服务对象的兴趣爱好，拓展人际社交圈子，结识更多朋友和获取更多的朋辈支持。

（3）服务小结

在本阶段服务过程中，服务对象有了锻炼和展示自我价值的平台和机会，在社会工作者的鼓励和支持下，服务对象的康复信心在慢慢建立，脸上的笑容比往日增添了许多，整个人也慢慢变得开朗起来，在康复中心，服务对象也很快与其他康复者成为朋友，逐渐融入了康复中心的集体生活，积极参加中心组织的各类文体娱乐活动。

4.第四阶段（2016年10月1日—2016年10月31日）

（1）工作目标

帮助服务对象学习控制和稳定情绪，调整与父母的沟通互动方式，服务对象家庭成员之间的关系得到改善。

（2）工作内容

一是社会工作者通过开展情绪管理小组活动，帮助服务对象学习识别和处理情绪的方法，开展情景模拟体验和演练。此外，社会工作者引导服务对象学习通过深呼吸的方式以及听音乐、看电影、外出散步等方式转移注意力。

二是社会工作者采用空椅子疗法对服务对象开展心理辅导。由于各方面的原因，服务对象不能直接把负面情绪当着父母的面发泄出来，郁积在内心无法释放，"空椅子"代表的是曾经伤害、误解或者责怪过服务对象的人，社会工作者引导服务对象对空椅子进行宣泄、指责，甚至是谩骂，释放内心的压抑情绪，从而帮助服务对象获得内心的平衡。

（3）服务小结

社会工作者通过情绪管理小组活动的介入，帮助服务对象提升了情绪管理的能力，懂得如何识别情绪，学会抒发情绪的方式，以及学习如何与他人建立亲密的人际关系等。例如，帮助服务对象在说话的音调和音量方面做了相关的训练和模拟练习。对于父母的过度约束，服务对象沉积了太多负面的怨恨情绪，在社会工作者空椅子疗法的引导下这种情绪得以慢慢释放和宣泄，服务对象与父母的关系也得到了改善和修复。

5.第五阶段（2016年11月1日—2016年12月30日）

（1）工作目标

协助服务对象发掘个人潜能及价值，搭建整合服务平台并承担角色性职责，提升自我价值感和成就感。

（2）工作内容

一是在社会工作者的鼓励和支持下，服务对象以见习生的身份加入了康复中心的爱心店、"我能"工作室和康乐门球队，成为小组活动中的一员，慢慢融入新的集体。

二是根据服务对象的能力、特长，社会工作者协助搭建职业康复训练平台，让服务对象承担了一两个角色性任务，在任务中学习职业技能和人际互动方面的技巧。

三是社会工作者训练和观察服务对象的工作表现及协作性角色的发挥情况，并及时给予鼓励和支持，放大服务对象的个人价值感和成就感，帮助服务对象逐渐建立自信和提升康复信心。

（3）服务小结

在本阶段，社会工作者通过为服务对象安排相应的角色职责，肯定和承认了服务对象个人价值，服务对象个人的价值和能力得到了证明和展现，这种感觉不断地加以巩固和强化，在循环往复过程中，服务对象对于个人有了全新的认识，并寻找到了另一个不一样的自己，开始尝试更多新的学习，体验生活中的美好。

五、服务成效评估

（一）评估方法

本案例主要使用的评估方法包括：结构式访谈、工作员和家属观察法、评估量表（前后测）。

（二）介入成效

1.生活技能方面

社会工作者第一次见到服务对象时，服务对象的房间很凌乱，生活作息不规律，在家无所事事，除了看电视就是睡觉，精神恍惚、意识不清醒。经过一段时间的服务后，服务对象每天规律作息，早睡早起，不睡懒觉，每天早上8点半准时到康复中心，参加日间运动康复训练和康复中心组织的各类活动及环境整理工作，给植物浇水、擦玻璃等。服务结束后，服务对象现在能够自己做简单的饭菜，学会了使用手机打电话，乘坐公共交通工具等。

2.人际关系方面

来到康复中心之后，服务对象认识了康复中心很多康复会员，能够准确叫出他们的名字，知道他们的一些个人爱好和特长。整个人变得很开朗，可以很主动很热情地和别人打招呼，能够自信地表达自己的观点和看法。此外，服务对象与家庭成员的关系也得到了改善，能够理解父母工作的辛苦，很感谢家人为自己做的一切。

3.自信心提升方面

刚到服务中心时，服务对象比较腼腆害羞、自理行为退缩，社会功能退化严重。经过一段时间的服务，服务对象现在能够勇敢地展现自己，主动热情地帮助他人；开始喜欢听音乐和绘画；有改变现状的动机，希望找到一份稳定的工作自食其力，然后建立一个幸福美满的家庭。能够真实地表达自己内心的一些诉求和愿望，找到自己的价值所在。

六、结案

（一）结案原因

结案是社会工作介入计划已经完成，介入目标已经实现，服务对象的问题已经得到解决，或者服务对象已有能力自己应对和解决问题，即在没有社会工作者的协助下服务对象可以自己开始新生活时，社会工作者和服务对象根据协议逐步结束工作关系所采取的行动。本案例中，服务对象的康复服务目标基本达到，服务对象有了一定的生活自理能力；人际关系得到了很大的改善，获得了一定的朋辈支持，家庭关系也比之前更为和睦；服务对象对自己未来也有了康复信心和生活的勇气，故社会工作者计划结案。

（二）结案处理方式及建议

在结案的一段时间里，社会工作者还会做一些后续的跟进工作，多给予服务对象一些关注和鼓励，让其慢慢地走出康复中心，融入更广阔的社会生活中。由于服务对象患有精神分裂症伴有癫痫，药物控制病情还是很有必要的，如果在后续的服务跟进过程中再出现其他的需求，社会工作者可考虑再重新给予接案处理。

七、专业反思

本案例与"EPS社工介入模式"的运用有较好的契合，对于社会工作者而言，它是一种比较有效和具有实践意义的个案工作指引模式。精神康复者是一个特殊的服务群体，他们本身的身体、心理、意志、行为各方面都与"常人"存在诸多差异。这对于社会工作者而言也是一种严峻的考验。与服务对象同行，让服务对象感受到平等、接纳和尊重，是社会工作者在个案服务中一直坚守的价值观和原则。社会工作者常说自己的角色是"使能者"，相信服务对象是有能力的，社会工作者的作用就是协助服务对象认识到自己的优势和价值所在，促使服务对象参与和行动，使其在这一过程中具备自我解决问题的能力。

回顾社会工作的整个助人过程，遵循"让改变发生"—"让改变看见"—"让改变持续"的程序，这一过程即为服务对象的"自我充权"。由于服务对象的特殊性，他们长期遭受精神疾病的折磨，还有来自外部环境的标签化和歧视化的双重影响，他们个人的改变动力和参与意愿很微弱，这个环节需要社会工作者多些耐心和陪伴，以及不断地激励和引导。首先让服务对象看到发生在自己身上点点滴滴的改变；其次是逐渐放大这种点滴改变带来的效应；最后就是巩固、强化这一改变。一路陪伴走来，整个服务过程虽然很是艰辛，但一切都是值得的，不忘初心，方得始终。

真诚相伴，重塑希望

——社会工作者如何有效帮助精神障碍患者恢复正常生活

钟　敏

一、个案背景

小杨，女，29岁，湖北人，19岁时被诊断为精神分裂症。服务对象父母为来深务工人员，由于家庭经济困难，服务对象父母没有太多的时间和精力照顾她，导致服务对象病情反复发作。2020年底，服务对象因长期不规律服药，和家里吵架后跳楼导致面部及骨盆多处骨折，康复后服务对象随父母一起来深圳生活，一家三口居住在某小区地下室单间。

服务对象来深后，多次尝试外出务工，但工作中与同事相处常有矛盾，服务对象认为同事对自己有意见，总是跟老板打小报告投诉她、刻意疏远她，最终服务对象排斥工作，选择居家生活。居家期间，服务对象作息紊乱，日夜颠倒，常打麻将，脾气也变得很暴躁，常因各种小事对母亲发脾气、拳打脚踢，责怪母亲没有给予好的家庭环境，认为母亲不爱她。

二、问题及需求分析

社会工作者家访了解到以上情况后，持续跟进个案情况，经过多次电话沟通、面对面访谈收集服务对象的相关情况，对服务对象的现状作出以下评估和分析。

（一）服务对象存在的主要问题

1.疾病康复的问题

服务对象的父母每天早出晚归，无法监护服务对象按医嘱规律服药，服务对象自身作息不规律，也会漏服药物，服药依从性差，从而导致治疗效果差，不利于疾病康复。

2.母女关系紧张的问题

服务对象认为母亲不爱她，加上自身病情因素，相处过程中常因生活小事对母亲言语攻击、拳打脚踢，长年累月，导致母女关系紧张，双方心里都难受。

3.无工作、无经济收入的问题

服务对象尝试从事过很多工作，都因与同事相处不愉快或心情不好等辞职，目前无工作无收入，日常拿着父母给的零花钱在小区打麻将，输赢不定，心情焦虑。

（二）服务对象的需求

1.疾病康复的需求

服务对象自身服药依从性差，常存在记错服药或漏服药的情况。家庭照顾方面，父母上班期间无法做好监督服务对象服药的工作。

2.修复母女关系的需求

个案面谈时，服务对象多次"投诉"小时候母亲总是夸赞亲戚家的孩子，从不在意自己的感受，因此服务对象认为母亲不爱她，并表达希望母亲在其表现好时也可以夸夸她，内心深处希望和母亲能友好相处。

3.拥有稳定工作的需求

服务对象家庭经济比较困难，服务对象本人无工作无收入，仅靠父母给的零花钱无法满足日常花销，希望能有稳定的工作。

三、服务目标

（一）总目标

协助服务对象改善与母亲的关系；协助解决服务对象服药依从性差问题，提高治疗效果；引导服务对象寻找新的就业机会，促进服务对象回归社会。

（二）具体目标

一是鼓励服务对象敞开心扉，通过角色互换的方式，促进服务对象与母亲的友好沟通，协助服务对象改善与母亲的关系。

二是了解服务对象不规律服药原因，协助改善服药的不合理认知，整合医疗资源，协助服务对象申请注射长效针剂，改善服务对象服药依从性，促进疾病康复。

三是增强权能，协助服务对象梳理自身优势，引导服务对象寻找新的就业机会，更好地回归社会。

四、服务理论及策略

（一）认知行为理论

如果人们的思考、信念、自我认知和评估是理性的，则情绪是正常的；相反，如果人们的思考、信念、自我认知和评估是非理性的、扭曲的，则人们会逐渐发展出不正常的情绪、情感和行为。因此在个案服务过程中，社会工作者需要帮助服务对象改变错误的认知，建立正确的认知，并鼓励服务对象形成积极的态度以实现"助人自助"的目标。

（二）增强权能理论

社会工作者面对的常常是社会中权能最弱的人群，他们可能因自身生活环境等导致权能缺乏。增强权能理论强调社会工作者要帮助处于特殊地位的个人挖掘其内在的权能，使其成为具有"个人自主性"的充满权能的人。在个案服务中，社会工作者可运用增强赋权理论协助服务对象增强权能，协助服务对象确认自己是改变自己的媒介，鼓励服务对象自己确定自己的生活目标，帮助他们确立自信，增强能力。

五、服务实施过程

（一）积极倾听，鼓励表达，协助改善母女关系

为进一步了解服务对象情况，社会工作者添加服务对象微信，通过关注其朋友圈动态了解服务对象喜好，真诚地与服务对象沟通，慢慢地，服务对象从无视社会工作者的信息转变为愿意主动找社会工作者聊天。

面谈时，服务对象告知社会工作者自己和母亲关系不好，她觉得母亲不爱她，从小到大母亲总是关心亲戚家的孩子，忽略她的感受。社会工作者认真地倾听服务对象说话，并适时给予安慰。为帮助服务对象澄清自己的想法，社会工作者问道："嗯，你说了很多，是在表达其实你也很渴望母亲也能对你表达爱意，是吗？"服务对象："是的，有一次从老家坐高铁来深圳，妈妈和表姐一路畅谈，我一个人呆呆地看着她们，我妈妈也不会和我一起聊天。"社会工作者说道："嗯，你有没有跟你妈妈说过这些事情呢？"服务对象回答："没有。"

社会工作者鼓励服务对象勇于向母亲吐露心声，并自我披露说青少年时期自己也常常苦恼于父母不懂我、不爱我，长大后才明白父母只是不善言辞，

彼此之间缺乏有效的沟通才存在隔阂。在服务对象的应允下，社会工作者邀约服务对象和其母亲前来心理咨询室面谈，引导他们现场角色互换模拟日常吵架情景，更深刻地体验到互相沟通存在的问题，引发双方的思考。在社会工作者的引导和鼓励下，服务对象把自己内心的想法告诉母亲，母亲也给予了有效回应，双方学会了有效沟通，初步缓和了母女关系。

（二）改变疾病认知，协助申请长效针剂治疗，改善服药依从性

坚持复诊和规律服药对于精神障碍患者康复至关重要，针对服务对象病情反复发作的情况，社会工作者与服务对象进行了详细的沟通，了解到服务对象服药存在以下三方面问题：服务对象作息不规律，导致存在漏服药物的情况；服务对象认为药物没有起到很好的效果，开始不重视用药；服药后服务对象体重剧增20斤，从而产生排斥用药的心理。了解到以上情况后，社会工作者特地对服务对象进行了正确的用药管理宣贯，并引导服务对象理性思考。

社会工作者："嗯，你总结了很多用药后的副作用，让我们一起想想，用药后我们的病情是否有好的变化呢？"

服务对象开始思考，社会工作者继续说道："我记得你跟我说过，以前你总感觉到别人能读懂你的心，知道你的所有想法。"

服务对象说道："对，我以前总是觉得别人能知道我的所有想法，知道我下一秒要干什么，但是后来我知道那是不可能的，这世上没人能有透视眼知道别人的想法的，那是因为我病了才会那样感觉。"

社会工作者："是的呀，之前只是因为你处于病情发作期，所以你才有那样的感觉，经过住院治疗后是不是就没有啦？"

服务对象："嗯嗯，我住院回来后就很清楚了。"

社会工作者："这就是你经过治疗用药后的好转情况呀，因为我们有规律用药，所以那些病症就消失了。虽然这些药有一定的可能性会导致我们肥胖，但是我们要综合衡量它的利弊。另外，长胖的原因可能是多方面的，我们后

128

续可以再综合分析。现在，我们需要先一起解决规律用药问题。"

随后，社会工作者开始跟服务对象分析，药没有效果可能因为没有做到每天都按医嘱用药，所以药效没有达到预期。因而，为更有效地帮助服务对象做到按医嘱用药，经过初步评估后，社会工作者向服务对象介绍了每月仅注射一次的长效针剂。在服务对象和其家属知情同意下，链接精神科医生对服务对象病情作出评估，协助服务对象申请免费长效针剂治疗，有效缓解了服务对象服药依从性差的问题。

（三）持续鼓励，挖掘优势，尝试寻找新的就业机会

经过一段时间的跟进，服务对象与母亲的关系有所缓解，病情也得到了有效的控制，社会工作者开始关注服务对象回归社会的问题。

社会工作者询问服务对象接下来是否想尝试重新就业，服务对象叹气表示自身有精神疾病又没学历应该是找不到工作的。社会工作者听后先是鼓励服务对象其目前病情控制得很好，已经很棒了。随后，社会工作者运用增强权能理论和优势视角理论告知服务对象每个人都有自我优势，并鼓励服务对象推翻和抛弃歧视性标签，并与服务对象一起探讨和总结自身优势：平时晚睡早起，晚上精神状态较好；懂得基本的电脑操作；既往有工作经历。在社会工作者的鼓励与支持下，服务对象感觉有了新动力，表示会尝试寻找相关工作，努力开启新生活。

六、服务评估及总结

（一）目标达到评估

经过长达一年的介入和跟进，个案服务目标已达到：①服务对象能够向母亲表达自己的想法，双方之间的沟通更加顺畅，母女之间的紧张关系得以有效缓解；②改变了服务对象对服药的不合理认知，成功申请免费长效针剂

治疗，目前服务对象规律治疗，病情稳定，疾病康复问题得以解决；③服务对象发掘了自身优势，找到了新工作，开启了新生活。

（二）案主及家属反馈

在后续的跟进服务中，服务对象家属反馈："真的十分感谢你的帮助，小杨自从注射长效针剂后病情稳定了许多，生活中很少发脾气了，遇到问题时也能做到好好沟通。现在还找到一份电影院前台的工作，每天正常工作，生活开始了新篇章。"

服务对象自身也感慨："大概是学会了和母亲好好沟通，我们现在的关系变得很亲密，另外注射长效针剂后，感觉自己心情没有以前那么浮躁爱发脾气了。"

七、专业反思

由于严重精神障碍疾病的特殊性以及社会对严重精神障碍疾病的不了解、不接纳，导致大多数严重精神障碍康复者缺少社会交往的勇气，性格变得孤僻，甚至有严重的病耻感。精神卫生社会工作介入的主要任务是协助精神障碍康复者恢复社会功能，走向正常生活。

在本案例中，社会工作者在日常工作中收集了解服务对象的问题及需求，主动介入，秉承着以人为本的理念，真诚地为服务对象提供有针对性的康复服务。服务过程中，社会工作者运用同理心、倾听、情感反映、自我披露等专业社会工作技巧，和服务对象一起面对问题，分析问题并想办法解决问题，最终实现了社会工作"助人自助"的宗旨。在日后的社工之路中，社会工作者也将持续关注每一个个案服务对象的需求，陪伴更多的服务对象更好地回归社会生活！

抑郁女孩走出玻璃心困扰

——积极心理治疗视角下的精神康复个案

谢慧珍

一、个案背景介绍

服务对象基本资料：小燕（化名），女，30岁，精神分裂症二级。

个案来源：服务对象主动求助。

接案原因：服务对象情绪低落，时常感到胸闷、头晕等身体不适，自我感觉要发病。

引发事件：疫情以来，服务对象长期居家，与妈妈关系紧张，时常与妈妈发生言语冲突；与好朋友相处时常因敏感多疑、害怕失去朋友而焦虑不安。

行为现状：服务对象能按时服药，曾经有自行减药的行为。

情绪状况：服务对象经常感觉压抑难受，内心崩溃，想自杀。

身体状况：服务对象过度节食减肥导致贫血、眩晕，过度运动导致身体经常虚脱。

饮食状况：服务对象认为自己很肥胖，一直节食减肥，每餐只吃少量蔬菜或者粗粮、水果。

人际关系：服务对象平时经常与好朋友小雪一起外出或参加职业康复活

动，非常在意与好朋友的关系，对好朋友敏感多疑，与好朋友相处时经常小心翼翼，对朋友的言行都极易产生幻想，害怕朋友疏远自己，不敢表达自己的真实感受。

经济状况：服务对象家庭经济条件一般，爸爸在上班，妈妈有退休金，家里有住房，服务对象本人档案挂靠某企业领取基本工资。

重要事件：从服务对象小时候开始，父母因工作忙碌就很少关注她，服务对象妈妈性格刚烈、脾气暴躁，服务对象在上初中及职高时学习成绩优秀，对同学友善，但因身上有狐臭而被同学们排斥欺负，回家又不敢告诉父母，负面情绪长期积压导致发病，对人际关系处理有心理阴影。

二、理论基础

（一）积极心理治疗平衡模型

积极心理治疗是由诺斯拉·佩塞施基安1969年在德国开设自己的心理诊所之后，逐渐形成的心理治疗思想。与从疾病出发、把患者看成疾病载体的传统的心理治疗有所不同，积极心理治疗从人的发展的可能性和能力出发，强调每个人天赋的潜能在解决心理问题中的重要性。积极心理治疗中的积极这个概念，意思是说治疗并非首先以消除病人身上现有的紊乱为主，而是首先在于努力发动患者身上存在的种种能力和自助潜力。

本文借助积极心理治疗的平衡模型，对服务对象的需求及满足情况进行分析和介入。积极心理治疗理论认为，每个人的生活都有4个领域，包括身体领域、成就领域、关系领域和未来领域。4个领域互为依存并支撑着日常生活，4个领域需求平衡的满足才能保障健康。通过对服务对象4个领域的需求及满足情况进行分析，明确了服务对象病情及康复的主要冲突领域，并针对性采取介入辅导措施。服务对象现实冲突领域在关系，但最终目标需要落脚在成就领域和未来领域提升其自我意识及自我认同，促进独立。为达到最终目标需要增强服务对象对现实的感受及自我认同，不断强化其自我意识，让其拥有独立的勇气和能力。

（二）情绪ABC理论

情绪ABC理论由美国著名心理学家阿尔伯特·埃利斯（Albert Ellis）于20世纪50年代创立，该理论认为引起人们情绪困扰的不是事件本身，而是人们对事件的认知和看法。因此，可以通过改变人们对事件的不合理认知，进而改善其情绪和行为问题。在ABC理论模式中，A是指诱发性事件；B是指个体在遇到诱发事件之后相应而生的信念，即他对这一事件的看法、解释和评价；C是指特定情景下，个体的情绪及行为的结果。

三、需求分析及服务目标

（一）服务对象现状及呈现的问题

1.身体领域

服务对象因过度节食减肥，导致经常头晕胸闷，有轻微驼背，对自己皮肤的颜色、臀部发育等有点自卑，经常情绪低落，曾有自杀的想法，病情不稳定。

2.成就领域

服务对象非常怀念生病之前上高一时学习成绩优秀、被他人肯定的自己。进入康复期以后，服务对象积极参加各种培训和课程来证明自己，包括参加区残联组织的景泰蓝培训创作的作品受到表扬，参加市残联声乐班比赛独唱获得二等奖，参加省残联国际助残日的艺术会演获得二等奖，平面设计培训课作品得到老师的表扬。此外，服务对象平时积极参加瑜伽课，已连续几年坚持瑜伽和舞蹈培训，并参加演出。

3.关系领域

服务对象在校期间有很好的闺密，受其乐于助人的人格品质影响，服务对象想成为像闺密一样的人。服务对象对朋友关系敏感，容易受一些话语、表情、动作等刺激而陷入猜疑。在家庭中，服务对象与妈妈关系紧张，经常发生口角冲突，妈妈很强势，脾气暴躁，喜欢批评指责服务对象，爸爸能理解支持服务对象，但是在家中没有话语权。平时在职业康复活动中，服务对象喜欢与好朋友小雪（化名）一起，但服务对象嫉妒好朋友会说话、人际关系好，又时常害怕好朋友疏远自己，对好朋友的话语非常敏感，容易猜疑，极易陷入焦虑不安的状态。

4.未来领域

服务对象希望自己的病情稳定，能够像好朋友一样开朗，能够拥有很好的人际关系，并希望可以多参加一些兴趣课程展示自己，甚至可以找到适合自己的工作岗位，实现在社会上就业，期待将来有一天自己可以独立，不再依靠父母的照顾。

综合以上4个领域的分析，服务对象的基本冲突是对他人坦诚不足而且礼貌过度，导致缺乏安全感，带来人际关系的敏感猜疑和焦虑不安的困扰，过度追求成就和未来领域的满足，导致身体和关系领域严重失衡。问题聚焦在一方面与朋友相处时内心处于非常渴望得到友情又时刻害怕失去的焦虑中，另一方面在家里经常遭受妈妈的批评指责而积压负面情绪，因此经常受朋友的正常言行刺激而陷入极度不安而崩溃，以致产生自杀想法。

（二）服务对象需求分析

1.身体领域

疏导负面情绪，健康合理饮食。服务对象目前已经出现自杀的想法，社会工作者通过量表评估其自杀风险很高，需要马上介入，消除服务对象的自杀想法，保证服务对象的生命安全。此外，服务对象为了追求瘦身盲目跟随朋友过度节食及过度运动，从而导致身体出现各种不适，因此服务对象需要调整饮食方式和结构，保证每天摄入生理机能所需的基本能量。

2.成就领域

改变自我认知，肯定认同自己。服务对象虽然爱运动，积极参加舞蹈及瑜伽培训班，也获得一些认同和肯定，但是总是倾向于与好朋友比较，觉得自己什么都不如好朋友，包括在舞蹈和瑜伽班中的表现，与其他人的交往互动，羡慕嫉妒好朋友性格开朗会说话很圆润，自己却不会说，而且很多时候不敢表达自己的情绪，只会独自害怕对方不理自己。因此，服务对象对自我认识不清，过于否定自己，看不到自己的优点，自卑心理严重。

3.关系领域

大胆表达内在情感，获取充分理解和接纳。在人际关系中，服务对象出于害怕失去而掩饰自己的真实情感，导致内在情感得不到满足。同时，服务对象从小在家缺乏安全感，发病后与妈妈关系紧张，冲突较多，无法宣泄情绪，社会工作者需要引导服务对象妈妈改善母女沟通方式，用积极引导取代指责批评，从而让服务对象感受到家人的理解和尊重。

4.未来领域

给予支持，积极鼓励。服务对象希望未来自己病情稳定，渴望能独立生活，虽然服务对象对自己有美好的期待，但是缺乏家人的大力支持和鼓励，时常找不到自己的存在感。只有家人不断的支持和鼓励才能让服务对象保持改变现状的动力，使自我价值感得到满足。

5.关键冲突

礼貌与坦诚，冲突是常见的，冲突的解决有赖于礼貌（向内表达，关注外界关系为主）和坦诚（向外表达，关注自身实际需求为主）的平衡。服务对象在人际关系互动中的模式是单向的，礼貌过度，坦诚不足，没有让对方眼内也看到自己，因此需要调整认知并且通过行为训练，提升服务对象的坦诚能力，让对方也能看到自己。

（三）介入目标

1.介入的长期目标

社会工作者要帮助服务对象调整认知，并且通过行为训练，提升服务对象的坦诚能力，改变在人际关系互动中的单向模式，同时，引导服务对象在成就领域和未来领域悦纳认同自己，积极关注身体领域的问题，调整生活方式，最终达到4个领域的平衡状态。

2.介入的短期目标

（1）消除自杀念头，疏导负面情绪。

（2）改变错误认知，调整饮食结构。

（3）改变人际交往模式，提高坦诚能力。

（4）引导悦纳自己，提升自我认同感。

（5）学会自我调适，积极排解不良情绪。

四、服务实施

（一）消除自杀念头，疏导负面情绪

服务时间：6月至7月。

服务方式：面谈。

面谈背景：因疫情影响，服务对象于当年3—4月一直居家，其间，所居住的小区出现跳楼事件；近期，服务对象与妈妈以及好朋友都分别发生过冲突，一系列事件导致服务对象情绪低落，胸闷压抑，产生自杀的念头。6月中下旬，服务对象感到自己很难受，几乎要发病，于是求助社会工作者。

个案辅导：社会工作者通过自杀风险量表对服务对象进行评估，结果显示服务对象的自杀风险处于中等偏高水平。此时，社会工作者主要做了两方面工作，一方面帮助服务对象及时宣泄情绪，引导其把积压的情绪都倾吐出来，主要包括两点：一是在家里妈妈经常发脾气以及言语表达不恰当刺激到服务对象，让服务对象很受伤；二是服务对象与好朋友外出逛街时，朋友买了很多衣服而自己什么都没买，原因是妈妈认为衣服质量不好不允许服务对象购买，而服务对象认为自己买不到衣服朋友会看不起自己。

另一方面，社会工作者马上联系服务对象的父母，告知他们服务对象存在自杀风险，并且提醒他们积极关注服务对象的情绪状态，在家中注意说话方式，避免刺激到服务对象，同时给予服务对象更多的肯定和鼓励。在接案的前半个月，社会工作者每天通过电话或者微信联系服务对象，追踪服务对象的情绪状态变化，同时联系服务对象的父母，提醒他们及时与服务对象进行沟通交流，确认服务对象每天的情绪变化。同时，在第1个月的服务过程中，社会工作者会每周开展一次面谈，对服务对象进行情绪疏导及自杀风险评估的危机干预，结果显示服务对象的自杀风险总体呈下降趋势。1个多月过后，服务对象的自杀念头消失，情绪也逐渐平复下来。

（二）改变错误认知，调整饮食结构

服务时间：7月至12月。

服务方式：面谈。

服务对象曾经很胖，虽然已经减到非常瘦的状态，但是仍然觉得自己很胖，并且认为自己腿粗臀大，因此一直坚持节食减肥，原因是自己的好朋友小雪只有80多斤也还一直在坚持减肥。目前服务对象每天的进食量非常少，每天只吃早餐和午餐，而且每餐的主食仅仅吃一两口，其他菜也几乎不吃。与此同时，服务对象每天的运动量非常大，早上会去晨练，晚上去散步，每天至少走2万步，摄入热量远不足以抵消耗能，以致经常出现头晕目眩状况。此外，服务对象每天喝水量也非常少，一天只喝大约500mL的水，而正常人每天的进水量至少2L。

在ABC理论模式中，A是指诱发性事件；B是指个体在遇到诱发事件之后相应而生的信念，即他对这一事件的看法、解释和评价；C是指特定情景下，个体的情绪及行为的结果。通常人们会认为，人的情绪的行为反应是直接由诱发性事件A引起的，即A引起了C。社会工作者通过理性情绪ABC把错误认知下的饮食方式（简单的节食）导致身体健康受损从而引发的非理性情绪（为了弥补营养不良），最终产生不正确的行为（暴饮暴食）而导致体重反弹的恶性循环分析于服务对象。同时，社会工作者引导服务对象通过循序渐进的方式改变饮食方式和结构，与服务对象一起制订一个健康的饮食计划：第1周从刚开始每餐的主食量为两口增加为1/5碗，第2周则增加为1/4碗，第3周增加为1/3碗，第4周增加为1/2碗，同时营养均衡方面则给服务对象制定一个基本规划，要求每天进食至少3种不同的蔬菜和肉类，同时为了兼顾服务对象害怕肥胖，建议多吃高蛋白的食物，以及每天至少喝8杯约2L水等。

（三）改变人际交往模式，提高坦诚能力

服务时间：7月至8月。

服务方式：面谈。

服务对象在家中与妈妈经常发生言语冲突，因为服务对象的妈妈一直把服务对象当作小孩子，事事替她做主，也经常发脾气，指责与批评服务对象这样不对那样不是，所以服务对象从来感觉不到妈妈的爱。为此，社会工作者约谈了服务对象妈妈，了解到服务对象妈妈其实是很爱服务对象的，只是从小到大由于工作忙碌没有太多关注服务对象的情感需求，也不懂得管理自己的情绪，很容易发脾气。同时社会工作者在与服务对象面谈时也引导服务对象要换位思考，多理解和体谅妈妈的艰辛。同时，社会工作者会同心理咨询师为服务对象及其妈妈和爸爸开展了家庭沟通模式的治疗，引导服务对象妈妈在沟通中多尝试使用肯定和鼓励的话语与服务对象交流。经过2个月的引导和跟进，服务对象开始逐渐能理解妈妈的"不良脾气"，妈妈的坏脾气也少了。

个案辅导：服务对象积极参加各种培训课程，时刻以好朋友的标准来对比自己，比如好朋友在舞蹈课上表现得如何好，而自己却没有做得那么好，以及好朋友在培训时很擅长与其他人互动交朋友，而自己只是默默在旁边看着而且心里难受。社会工作者通过引导服务对象认识到：通过自己的成就获取对方认可而维系关系仅仅是成就的一种，自己还可以通过其他的方式来维持关系，比如向对方倾诉，互相分享心情、互相鼓励等，这些方式既不容易让自己疲惫，也能更好地让对方了解和接近自己的内心。此外，服务对象表示自己会担心说出自己内心的感受对方会异样看待自己甚至不理睬自己，社会工作者向服务对象澄清和鼓励，只有善于表达自己的情绪和感受，才能让对方更加了解你，才能让自己的情绪得以释放。

（四）引导悦纳自己，提升自我认同感

服务对象上初中和职高时对同学很友好，学习也很优秀，但是却因为身上有狐臭而遭到同学嘲笑、孤立以及欺凌，回到家又无法倾诉，害怕和恐惧伴随着服务对象，导致后来转学甚至发病。发病后，服务对象对人际关系的处理敏感多疑，时刻害怕因自己言行不当而影响到朋友之间的感情，也时刻猜疑好朋友的言行。

服务对象向社会工作者倾诉，自己与好朋友一起时存在很多的难受与压抑，包括看到好朋友与别人亲近，猜疑好朋友的言行，害怕好朋友的疏远等等。社会工作者引导服务对象认识与好朋友相处时内心的猜疑、害怕等都是病情引发的心理障碍，需要积极面对和调适自己的情绪。

服务对象日常社交圈子较窄，仅限于去职业康复中心参加活动或与好朋友出去逛街，对自我形象尤其是驼背很自卑，为此社会工作者鼓励其参加当地残联组织的瑜伽培训课程，一是可以塑形减肥，二是可以舒缓压力，同时不断肯定其参与培训的效果，增强服务对象改变的动力，此外，社会工作者与服务对象一起探讨自身的优势，如身材高挑，适合跳舞。为提高服务对象的自信心，社会工作者不断鼓励服务对象参加各种社会实践活动，包括职业康复中心的体育趣味运动会和市残联组织的舞蹈比赛，以及区残联年底迎新晚会的舞蹈节目表演等。

通过参加瑜伽课程以及舞蹈排练，服务对象大大增强了对自我形象的认同感，同时还感受到了来自老师的肯定，例如有一次排练时自己因为太投入而一直往前走忘记停止舞步，老师不但没有批评反而表扬了服务对象，让服务对象非常开心。此外，服务对象参加趣味运动会踢毽子比赛获得亚军，参加瑜伽培训获得奖励，代表市残联参加省艺术会演的舞蹈获得二等奖，这些肯定和成绩都极大地强化了服务对象的自我认同感，提升了其自信心。

（五）学会自我调适，积极排解不良情绪

服务时间：9月至12月。

服务方式：面谈。

针对服务对象的敏感猜疑引起的心理障碍和情绪反应，社会工作者尝试让服务对象掌握自我调适的一些方法和技巧。首先社会工作者与服务对象探索服务对象敏感猜疑心理障碍的原因，引导服务对象分享其在产生猜疑时候的感受，让其明白自己的猜疑受其思维的影响，是其病情的一部分，要学会接纳自己，而非过多的自责。同时开导服务对象积极面对自己的情绪状态，一旦有不良情绪就要学自我调适，例如积极心理暗示，转移注意力，或者找社会工作者倾诉等。

五、评估总结

（一）服务效果评估

1. 情绪稳定，饮食均衡

通过危机干预后，服务对象的自杀风险量表评估得分为20分，处于低自杀风险水平；服务对象从以节食为主的减肥方式调整为以运动为主、饮食均衡的健康瘦身方式，不再感到头晕胸闷，精神状态良好。

2. 敢于坦诚，接纳自己

通过心理辅导，服务对象走出情绪的低谷，能够积极接纳自己在人际关系中敏感猜疑的心理障碍，在与朋友相处交往时也敢于表达自己的情绪和想法，由于敏感猜疑引起的焦虑不安情绪大大减少，同时与妈妈之间的冲突也明显减少了很多。

3.懂得释放，理性调适

服务对象遇到自己情绪波动大的时候，学会了一些舒缓情绪的方法技巧，比如找人倾诉、运动放松、社工辅导、心理咨询等。在与人相处过程中，每当出现焦虑不安的心理状态时会有意识地积极暗示自己，提醒自己理性积极地对待自己的心理障碍。此外，服务对象积极参加瑜伽课程培训以及市、区残联组织的舞蹈比赛排练等，自己感觉很开心很放松，还经常与社会工作者分享其中开心的细节，包括老师学员的亲切和肯定、自我的认识和感受。同时，服务对象也在积极参加技能培训，希望自己能回归社会，早日独立。

（二）案例总结及反思

在服务过程中，社会工作者在发现服务对象有自杀的危机时，综合运用危机介入的各种技巧及时有效疏导服务对象的负面情绪，同时结合专业心理辅导技巧对服务对象进行定期跟踪、评估危机程度直至危机排除，为服务对象开展情绪心理辅导和自我成长服务打开了局面。

与服务对象建立关系是最基本的也是最重要的服务，本案例中，社会工作者能够在面谈中做到同理、尊重，因此与服务对象快速建立关系，使得服务对象很快敞开心扉把个人情感、发病史、身体不适、生活饮食、关系困扰等与社会工作者分享，让社会工作者在众多问题中聚焦服务对象最急切的问题和需求。

服务工作阶段性结束后，服务对象的状态非常好，表征性的问题如过度减肥、身体不适、生活方式不健康等都已得到有效解决，但是服务对象与好朋友相处时的敏感多疑引发的内心冲突也可能反复，这是服务对象的病情和心理障碍，在后续服务过程中，社会工作者需要不断加强服务对象创伤心理治疗和自我调适引导，同时进一步巩固母女间积极正面的沟通，为服务对象康复获取最大限度的家庭支持，让服务对象感受到母爱的温暖，从而更加有效解决服务对象的各种情绪和行为问题。

在对服务对象进行个案辅导的过程中，社会工作者一步步从表面的冲突触摸到深层的心理需求，服务对象能够接纳自己的病情引发的心理障碍，并且以积极的态度处理各种不良情绪，这就是一种良好的康复状态，但是从积极心理治疗角度出发，服务对象对人际关系敏感焦虑是由于自身坦诚的能力不足，所以后续个案的跟进还需进一步培养服务对象的坦诚能力，避免服务对象病情的反复。

五步改善低自尊

——积极心理治疗理论指导下的精神康复实践案例

张子滢

一、背景介绍

林某，女，38岁，患有精神分裂症，患病21年，复发4次。与丈夫从2019年开始分居，儿子由丈夫抚养，服务对象独自租房居住。服务对象的父母和兄弟姐妹在异地，服务对象逢年过节会回家，平时也会电话联系，关系良好。服务对象目前在超市工作，经济来源主要为工资收入。

因服务对象丈夫长期以来在言语和行为上都表示出对其精神疾病的歧视，特别是从2019年开始，会经常对其进行指责、贬低，时常吵架，导致家庭氛围紧张，服务对象情绪非常低落；半年前，服务对象自行停药后病情复发，由姐姐送至门诊复诊，随后恢复服药，病情逐步稳定，自此服务对象与丈夫分居。

以上情况严重影响了服务对象的情绪、生活和工作，服务对象求助社会工作者。经过评估后，社会工作者认为需要开展个案工作。

二、需求分析

（一）理论支持

积极心理治疗（又名积极跨文化心理治疗），是一种建立在积极的人性观念和健康本源学基础上的人本、跨文化心理动力疗法。由心理学家诺斯拉特·佩塞施基安（Nossrat Peseschkian）于1968年创立。积极心理治疗以冲突解决为核心，注重资源取向，其理论、原则与工具有效架构了一个灵活而坚实的开放性平台，其他疗法流派的理论、方法和工具都可以在这个平台上根据需要得到准确合理的运用。

积极心理治疗强调人的"完整性"，即应该全面看待问题，不仅要看到"—"号里消极的部分，还应该看到"＋"号中积极、能力的部分。积极心理治疗提倡"健康的人不是没有问题的人，而是能够恰当地应对问题的人"（见图1）。

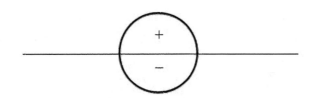

图1　积极心理治疗图示

（二）案例分析

1.身体领域

服务对象患有精神疾病，目前处于康复期。因现在面临的家庭问题而思绪繁杂、情绪消极，无法从负面情绪里面抽离出来。发病时以及春秋两季，服务对象睡眠质量差。服务对象可以照顾自己，生活自理能力强。

2.成就领域

服务对象初中毕业，有一定的文化水平，平时听说读写无障碍。现有一份在超市当摆货员的稳定工作。受家庭问题影响，服务对象有时工作会心不在焉。

3.关系领域

服务对象与丈夫关系紧张，长期受到来自丈夫的指责和贬低，服务对象情绪和心理状态也因此受到非常大的影响。在人际交往上，服务对象呈现出"退缩"的状态，没有朋友，社交圈子较窄，但与人的交流表达能力良好。

4.未来领域

服务对象对自我评价低，经常将目光集中在自身不足和缺点上，认为自己很没用，很多地方都不如别人，自卑心理很强。结合积极心理治疗理论分析，社会工作者认为服务对象只能看到自身"—"号部分，无法全面看待自己。这种情况在心理学上可以概括为低自尊，即缺乏自我价值感，服务对象自尊量表测验结果为20分。

综合以上分析，社会工作者可以使用积极心理治疗的理论和技术帮助服务对象全面认识自己，学会欣赏自己，肯定自我价值，改变低自尊状态。

三、服务目标

（一）总目标

稳定服务对象情绪状态，帮助其从低落的情绪中走出来，促进服务对象自我认识，发现并正视自身的优势和能力，悦纳自己，改善低自尊心理，从而达到一个乐观的生活状态。

（二）分目标

一是经过半年的服务，服务对象自尊量表前后测分数提升5分以上，自尊程度提升。

二是通过1个月的服务，服务对象的消极低落情绪有明显改善，能稳定自身情绪，并能接纳自己的消极情绪。

三是通过2个月的服务，服务对象对个人生活有全面认识，能在生活平衡的4个领域分享个人生活和经历。

四是通过3个月的服务，服务对象能认识到自己的能力和价值，看到并认同自己为家庭的付出，能进行自我肯定，能说出自身的5个优势或能力。

五是开展工作的第6个月，帮助服务对象学会运用积极心理治疗技术进行自我认同，提高自我评价，学会自我欣赏。

四、服务实施

（一）观察—拉开距离——引入平衡模型，共同检视生活，稳定服务对象情绪

在刚开始接触服务对象时，社会工作者发现服务对象沉浸在低落情绪中，状态非常消极，认为自己很没用，总是流泪。因此在初始访谈时（第1～3次面谈）社会工作者以共情、倾听为主，稳定服务对象情绪并与服务对象建立信任关系。

社会工作者运用开放式提问来促进服务对象倾诉，了解服务对象生活并帮助其回顾个人生活内容。服务对象在良好的沟通氛围中获得安全感，打开话匣子，在倾诉中提到一些伤心难过的事情，会通过流泪的方式发泄低落情绪，在发泄过后情绪会较为稳定。该阶段，社会工作者引入平衡模型，并对平衡模型概念做了介绍，引导服务对象将注意力从悲伤情绪上转移，并和服务对象一起将其生活内容做简单归类，服务对象表示这个模型很新奇，很有趣，通过模型激发了服务对象自我探索的意愿。

（二）调查清点——区分生活平衡的4个领域，帮助服务对象认识与接纳自己

服务对象在平时的生活中被工作充满，闲暇时总是围绕着家庭转，很少

有机会与自己相处，缺乏与自身的联结。因此，社会工作者进一步通过区分4个领域的方式引导服务对象讲述自己在每个领域的人生经历或人生故事，促使服务对象重视个人经历和当下自己所做的事情，帮助服务对象认识自己（见图2）。

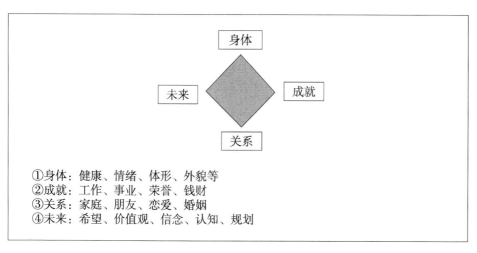

图2 积极心理治疗将人的生活分为了四个领域：身体、成就、关系、未来

此阶段，社会工作者进行了适当的自我暴露来给服务对象做示范，同时，引导服务对象分享自己的情绪和感受并建议其在生活中也常觉察自己的情绪。面谈中，服务对象逐渐会在讲完一件事情后联想到其他类似事情，能够完整地看待自己的生活，并学会在一些事情上表达自己的情绪（包括积极情绪和消极情绪），例如"我觉得这件事情让我很难受""我感觉比较开心"等，开始认识情绪以及事情与情绪的关系，尝试接纳。

（三）处境鼓励——寻找资源与能力，帮助康复者多角度看待自身，正视个人优点

在经过前2个月的服务后，社会工作者收集到了非常多服务对象的生活内容与信息，于是与服务对象一起将这些信息中表现出来的能力逐一讨论，结合平衡模型与服务对象一同检索自己各方面的资源、优势与能力。

1.身体领域

服务对象重视个人健康,能够坚持服药,碰到问题会进行求助,说明有在认真"照顾"自己,体现了服务对象"体贴"的能力。

2.成就领域

服务对象一直都坚持工作,靠自己赚钱,体现出"成就""勤奋""努力"等;平时包揽家务,每周做大扫除,体现了"清洁"的能力;花钱有计划会选择,说明有"节俭"的能力。

3.关系领域

尽管服务对象和丈夫存在矛盾,但是还是会关心丈夫,也努力承担了家里的家务和一部分开支,包括辅导孩子写作业,给家人买衣服鞋子等,表现出"关心"及承担家庭"责任"的能力。把自己攒的一些钱给爸妈,抽出时间陪伴奶奶等也体现了"孝顺""爱"的能力。

4.未来领域

服务对象信佛,听法师讲佛法等都体现出了在"信仰"方面的追求。尽管服务对象患有精神疾病,依然努力工作、维持好家庭以及个人的生活,表现出"勇敢""希望"的生命力。

在此阶段,社会工作者开始对服务对象的行为用"能力"词语来形容时,服务对象表现得非常羞涩,会反驳说"其他人也可以,这没什么的"。社会工作者结合其生活内容和经历来举例,例如"你把自己的时间安排得井井有条,不仅可以做两份工作,还把自己和家人都照顾得很好,我认为这非常厉害,你可以教教我是怎么做到的吗",对其能力表示出积极的态度并充分肯定。慢慢地,在社会工作者的引导下,服务对象开始学会将关注点放在自身行为体现的能力上。

在这个过程中,当服务对象再次提到与丈夫相关的事情时,社会工作者同样引导其把注意力放在能力上,例如,"你丈夫因为你要吃药的事情指责你,你虽然很难过但是并不会用同样的方式指责他,这体现了你'爱'的能力,是这样吗?",等等。服务对象逐渐能够在提起与丈夫的争吵往事时把自己抽离出来，越发能够接纳自身情绪感受，开始关注这当中自己表现出来的能力并向社会工作者反馈，偶尔也会提到丈夫拥有的能力，能够更加坦然地面对自己与丈夫的关系。

（四）言语表达——积极反馈，运用"坦诚"力量帮助服务对象自我认同

在此阶段，服务对象已经展现出自身"坦诚"的能力，会向社会工作者表达从不同角度看待自己所做事情的收获，也会坦诚自己的情绪和想法。但这其中存在一部分"个案室—特定环境"和"社会工作者—特定对象"的作用，如果脱离了这个特定环境和特定对象，服务对象仍能够做到"坦诚"才能真正进行自我认同。因此，这个阶段社会工作者主要和服务对象一起练习如何运用坦诚的力量进行自我认同，帮助服务对象减少对自己的"礼貌"。社会工作者通过发挥服务对象的"成就"能力，即布置家庭作业的方式锻炼其"坦诚"的能力。

从当次面谈起，服务对象开始在每天睡觉前回想今天自己做了什么事情，发挥了哪些能力，感受如何，对自己进行积极反馈，感谢今天的自己，例如，"今天的工作顺利完成了，我很棒，谢谢我今天的努力"等。服务对象最初很不好意思，谈到家庭作业完成情况时，说自己只是在脑袋里想一下，没有说出来，社会工作者会通过示范带领服务对象，帮助服务对象通过语言进行表达。几次示范带领后，服务对象也逐渐学会从"开不了口"到能够自我表扬，并总结出了自己的12个能力，获得自我认同的愉悦感，进一步建立了自信。服务对象也逐渐养成了时常进行自我"坦诚"的习惯。

（五）扩大目标——回顾总结，巩固经验，改善服务对象低自尊心理

此阶段主要是社会工作者和服务对象一同回顾整个过程，每个阶段每个步骤做了些什么、有什么收获，同时表达自我感受。服务对象说现在的自己看开了很多，即使患有疾病，与丈夫关系紧张，但也把家人和自己都照顾得

很好，并不比谁差，对别人的评价也可以平心静气地接受。进行经验总结时，服务对象也表示会将学习到的知识应用在往后的生活中，多发现自身能力、不贬低自己、保持自我认同，在未来面对问题时也不怕。

五、评估总结

（一）目标完成评估

目标完成情况见表1。

表1　目标完成情况

序号	目标	完成比例	评估方法
1	经过半年的个案服务，服务对象自尊量表前后测分数提升5分以上，自尊程度提升	100%	测量法
2	通过1个月的服务，服务对象的消极低落情绪有明显改善，能稳定自身情绪，并能接纳自身的合理情绪表达	100%	观察法
3	通过2个月的服务，服务对象对个人生活有了全面认识，能在生活平衡的4个领域分享个人生活和经历	100%	观察法
4	通过3个月的服务，服务对象认识到自身能力，认同自己有为家庭付出，能进行自我肯定，能说出自身5个优势或能力	100%	观察法
5	开展个案工作第6个月，服务对象学会运用积极心理治疗技术进行自我认同，提高自我评价，学会自我欣赏	100%	观察法

（二）成效评估

1.量表评估

通过自尊量表前后测显示，服务对象自尊水平提升50%。自尊量表前测，结果显示为20分，处于自尊较低的程度；在经过半年的介入后，通过量表后测，结果显示为30分，分值越高，自尊程度越高，这说明康复者的自尊程度有明显提升。其中在"我感到自己值得自豪的地方不多"和"总的来说，我对自己是满意的"这两题上，服务对象评分都从原来的1分上升到了3分，说明服务对象的自豪感和自我满意程度有明显提升。

2.社会工作者观察

在服务过程中，社会工作者观察到服务对象低自尊心理得到明显改善，从最开始的情绪低落、认为自己很没用，与人交往没有信心，到现在能够自我调节情绪，学会发现自身优势和能力，全面看待自己。还观察到服务对象在与别的服务对象交谈时，会用自身的经历和经验来开导对方。

3.服务对象自评

服务对象表示这半年来自己的情绪管理好了很多，虽然与丈夫的分居状态未改变，但有时回家后与丈夫相处心态平和了，不会和丈夫吵架，与小孩也相处融洽。服务对象还通过平衡模型学会了思考和总结，时常会在工作或者生活中做某件事时就察觉到了自己的某个能力，并将自己的能力做了总结，包括：成就、勤奋、清洁、条理、节俭、关系、责任、爱、信仰、勇敢、希望、坦诚等。服务对象说学会自我认同后越来越喜欢自己，整个人都积极向上了很多，去寺庙做义工时，同伴也认为她看起来乐观了。

服务对象在个案结束评估表中，对社会工作者辅导的整体评价是：非常满意；在"自接受社会工作者的辅导后，你的困难有没有得到解决？"上，服务对象勾选了完全解决。这说明服务对象认可此次个案服务。

（三）实践收获

在本案例中，社会工作者根据积极心理治疗的"五步骤"技术，与服务对象实际情况相结合，总结了"五步工作法"。运用了积极心理治疗的平衡模型、原发与继发能力、关键冲突等技术；并熟练运用了共情、倾听、提问等沟通技巧，重视发挥服务对象自身已有的能力，增强自我认同，改善低自尊心理。

作为积极心理治疗运用的新探索，在本案例中，社会工作者验证了积极心理治疗理论运用于精神障碍社区康复工作上的可行性和有效性，积累了本土化实践的工作经验，未来将进一步提升实践运用的深度和广度。例如，可尝试对服务对象的基本冲突和现实冲突开展工作，更加深入地探讨服务对象的人格结构和家庭成长环境，进一步帮助其自我成长。

温暖陪伴　走出阴霾

——危机介入模式在社区精神卫生社会工作中的运用

郭建伟

一、案例背景

（一）基本资料

服务对象张女士，女，48岁，已婚，与丈夫租房居住，高中学历，目前未工作，非深圳户籍，患有双相情感障碍，属于社区在管患者、既往高风险患者。

（二）个案背景资料

1.既往史

服务对象于2019年被诊断为双相情感障碍，既往发生过自杀未遂。

2.现阶段病情情况

服务对象定期在深圳市福田区慢性病防治院和康宁医院复诊，规律服药，病情稳定已两年。接案时服务对象病情不稳定，情绪比较低落，有自伤和伤人（发生冲突的人）念头，思维迟缓、不愿多与他人交谈，行动也比较迟缓。

3.经济情况

服务对象生病前做销售工作，家庭经济收入可观；生病后未工作，没有收入来源。家庭主要经济来源是服务对象丈夫的工资，但受疫情影响收入也有所减少，目前服务对象家庭经济状况一般。服务对象租住的小区租金每月5000元左右，服务对象可申请监护补贴和服药补贴。

4.家庭关系

服务对象夫妻关系很好，无子女。服务对象母亲已去世，父亲在老家和再婚妻子共同生活，和服务对象关系一般，来往较少，关系不太紧密，服务对象和在老家的小姨关系较好。在深圳，服务对象和丈夫也有一些朋友，联系比较紧密。

5.引发事件

2022年初的一天，服务对象因遛狗与街道执法队发生冲突，心里一直无法释怀。隔日早上，在丈夫外出买早餐期间，服务对象吞服一瓶精神药物，丈夫发现后拨打110报警，并拨打120送往医院抢救。

6.接案

当天，社会工作者接到社区民警电话说服务对象出现自杀行为，已送去医院抢救。社会工作者紧急介入，和服务对象丈夫沟通了解具体情况。

二、问题分析（预估）

（一）理论基础

1.危机介入模式

危机理论认为个体、家庭和社区在整个生命周期遭遇压力和危机事件会促使其使用现存的力量、资源和应对措施来处理危机事件。但是当遭遇的压力或危机事件在运用现有的力量、资源和应对机制不能有效减少或减轻事件的负面后果时，平衡就被打破。在这种状态下，社会工作者通过介入，可以帮助他们获得新的力量、资源和应对机制来克服危机状态，帮助他们重新建立应对和解决问题的能力。危机介入的原则包括及时处理、限定目标、输入希望、提供支持、恢复自尊、培养自主能力。

2.需求层次理论

马斯洛需求层次理论将人类需求从低到高按层次分为五种，分别是生理需要、安全需要、归属与爱的需要、尊重的需要和自我实现的需要。一般来说，只有在低层次需要获得满足后，高层次需要才会出现。

（二）问题及需求分析

服务对象与街道执法队发生冲突后，感觉没有被尊重，心里一直无法释怀，导致病情复发，大量吞服药物，目前服务对象仍有自伤和伤人念头，服务对象首先需要治疗疾病，保障生命安全及病情稳定。

危机事件发生后，服务对象家属情绪激动，无法理性面对；需要舒缓服务对象家属情绪，引导其理性看待冲突事件，提供支持，寻求理性解决问题的方法。

待服务对象病情稳定后，社会工作者要帮助服务对象改变认知，舒缓服务对象情绪，为服务对象输入希望，提供支持，提升服务对象自我效能感，促进其社会功能的恢复。

三、服务计划

（一）服务目标

一是舒缓服务对象家属情绪，提供支持，使其能理性面对和处理危机事件及后续问题。

二是通过医疗救治及社会工作辅导，改变服务对象的认知，舒缓服务对象的情绪，助力服务对象病情恢复稳定，避免自伤及伤人行为的发生。

三是整合资源，巩固服务对象的社会支持网络，改变认知，为服务对象注入希望，提供支持，提升自我效能感，促进其社会功能的恢复。

（二）服务策略

在危机介入模式的指导下，危机事件发生后，社会工作者及时介入，了解具体情况，和关爱帮扶小组及时交换信息，保障服务对象生命安全及有效的医疗救治；同时舒缓服务对象家属的情绪，解除服务对象家属的应激状态。

随后，社会工作者通过专业辅导，改变服务对象认知，舒缓服务对象情绪，巩固服务对象的社会支持网络，鼓励服务对象积极改变，恢复服务对象自尊，培养自主能力，促进其社会功能的恢复。

四、介入过程

（一）第一阶段：及时介入，舒缓服务对象家属情绪

在服务对象抢救过程中，服务对象家属一方面担心妻子病情及生命安全，另一方面与街道执法队的沟通没有得到任何有效的解决方案，体验到了担心、焦虑、愤怒、无助、混乱等多种情绪，已经不能用以往的应对方式来处理事件带来的影响，正处于危机失衡状态下。社会工作者及时介入，认真倾听服务对象家属的表述，感同身受家属的处境，对家属目前的情绪及状态表示理解与接纳，使得服务对象家属积压的心理负面能量慢慢释放，情绪逐渐舒缓，渐渐接受由于疫情，街道执法队无法派人前来医院探望及缴纳抢救费用，需要时间慢慢协调解决的事实。

（二）第二阶段：协助分析问题，探讨应对方案

1.服务对象救治方面

服务对象家属情绪舒缓后，社会工作者与家属探讨服务对象后续治疗安

排。此次服务对象吞服药物自杀，情绪低落，病情不稳定，在综合医院治疗出院后，建议尽快到精神专科医院复诊或住院治疗，如有需要，社会工作者可协助其向所在区慢性病院申请走绿色通道住院治疗。经过多次沟通，家属考虑患者生活习惯及医院住院环境等多方面原因，暂不同意住院治疗，表示会看护好服务对象，按时服药。为避免服务对象再次自伤或伤人，保障服务对象生命安全，社会工作者向家属讲解常见危机预警信号、提高家属危机识别能力；同时提供深圳市级和区级心理援助电话，告知服务对象及家属有需要时可以及时咨询和求助。

2.纠纷处理方面

服务对象家属认为服务对象病情已经稳定两年，没有冲突就不会发病，且事件发生后街道执法队一直没有出面主动解决，于是把所有的过错归结于街道执法队，要求街道执法队赔偿服务对象住院治疗费用及照顾服务对象的护理费用等。社会工作者协助家属分析目前情况，与关爱帮扶小组及时交换信息，联络街道执法队及相关部门，促成相互沟通。经过双方多次沟通协商，最终达成一致，先予以报销治疗费用。

（三）第三阶段：提供专业辅导，改变非理性认知

事件发生后，服务对象情绪不太稳定、比较低落，认为自己拖累了丈夫，因病花费了很多积蓄，现在自己又没有能力工作，生活费用和治疗费用的压力很大，没有生活下去的动力。针对服务对象的非理性信念，社会工作者引导服务对象直面目前的困境，察觉内心有偏差的思维想法，积极主动纠正它，并逐渐学会积极的思维方法。服务对象感受到在自己被抢救时丈夫的担心和难过，伤害自己对于爱自己的人来说也是一种伤害，要好好活下去，两个人一起努力会慢慢变好。

（四）第四阶段：巩固社会支持网络，输入希望，促进社会功能的恢复

社会工作者逐渐引导服务对象看到自己的优势和社会资源，让服务对象相信自己有能力面对及解决问题，从而提高生活质量。在服务过程中，服务对象慢慢找回了自己的兴趣，出门遛狗，和邻居分享养狗的常识，情绪烦躁时抄经书稳定情绪，也慢慢恢复了和邻居、朋友们的互动关系，感受到了家人朋友对自己的关心。同时，社会工作者也及时对服务对象的变化给予支持和肯定，并注入希望，让服务对象对未来有期待，相信自己有足够的能力，让未来的生活越来越好。

五、评估

（一）过程评估

该个案服务过程中，社会工作者在危机介入模式的指导下，及时介入，运用专业知识技巧，积极与社区关爱帮扶小组交换协调资源，为服务对象及其家属提供全面综合服务。在整个服务过程中，社会工作者充当了服务提供者、治疗者、支持者、关系协调者、资源链接者等多重角色。

（二）目标达到评估

服务介入后，服务对象家属情绪得以纾解，住院费用赔偿事宜得以与街道执法队协商解决；服务对象目前病情逐渐稳定，危险性评估等级由接案时的4级降到目前的0级，自知力基本恢复，能独立走出家门体检，社会功能状况从较差恢复到一般，和朋友恢复正常往来，工作目标已基本实现。社会工作者通过危机干预模式，快速作出危险性判断，有效地稳定了服务对象家属的情绪，厘清困扰的主要问题，积极协助服务对象解决了当前的问题。然后从困扰之处出发，探索解决方法，找到目标，在服务对象落实目标的过程中

给予赞赏和鼓励，鼓励服务对象依靠自己的能力解决问题。目前服务对象病情逐渐稳定，危机解除。

（三）服务对象反馈

服务过程中，服务对象及其家属多次感谢社会工作者的帮助。服务结束后，服务对象请家属代写感谢信送给社会工作者表示感谢。

六、结案

鉴于服务目标达到，社会工作者经评估后予以结案。因服务对象为社区在管患者，危机个案虽已结案，社会工作者将持续跟进，为服务对象提供社区严重精神障碍患者管理及服务，内容包括随访管理、协助转诊转介、资源链接、康复指导、心理辅导等。

七、专业反思

面对服务对象及其家属的非理性信念，社会工作者可以运用陪伴、倾听、共情、情感反应等会谈技巧，让他们感受到社会工作者非常懂他们、理解他们，从而信任社会工作者。本案例中，社会工作者在面对服务对象家属的大量情绪输出后，回应说"我想你现在是又气愤又担心，气愤他们不关心你妻子的状况，不解决治疗费用，又担心妻子的病情，自己需要投入更多时间和精力照顾妻子"，服务对象家属马上表示认同，对社会工作者的信任也增强了。

服务过程中，社会工作者首先要注重对自身情绪的自我觉察及调整。本案例中，社会工作者从深度共情到理解服务对象家属，感受到愤怒、无助等情绪，在觉察后接纳自己的反移情，并及时调整，之后才引导服务对象家属理性看待自己的情绪。

社区严重精神障碍患者服务中，家属是服务对象最密切的人，社会工作者需要帮助家属识别自杀预警信号，以使家属能第一时间发现危险，减少伤害；社会工作者发现危机情况后，一定要及时介入，尽可能在短时间内减少伤害，帮助服务对象及其家属增强自主面对和克服危机的能力。同时，社会工作者一定要谨记，危机干预不是社会工作者一个人的事，需要成立社区关爱帮扶小组，成员包括服务对象家属、精防医生、社区民警、社区综治人员、社区民政人员等，以团队形式共同作战，必要时积极寻求上级部门和社会督导的帮助。

改变源自看见

——心理动力学干预双相情感障碍康复者拒绝服药案例

王成伟

心理动力学是探讨人的意识和行为背后的动力，即潜意识的心理学流派。运用心理动力学的理论我们能够更加深入、透彻地理解一个人，透过层层心理防御洞悉一个人意识和行为背后的内在动力。由于服务对象自身对服药的排斥不仅是思维层面的，更是身体感受层面的，因此，劝说常常是收效甚微的。运用心理动力学对我们深入理解服务对象，帮助服务对象恢复服药的"自主性"均有帮助。

本文将通过对一位患有双相情感障碍且拒绝服药的服务对象进行干预，来展示心理动力学中立原则以及澄清、面质、解释技术的实际运用，谈话时长大约为1个小时。

一、服务对象基本资料

服务对象 C，30 岁，男性，被诊断为双相情感障碍（不伴有精神病性症状的躁狂发作）。属于既往高风险服务对象。已婚，高中学历，和父母、妻子、孩子共同居住。2021 年在精神专科医院住院 2 次。2021 年 7 月出院后开始居家康复，无工作。

二、心理动力学的治疗原则是"保持中立"，错误的沟通方式是教育服务对象

"中立"原则是心理动力学的治疗原则之一。中立就是要求社会工作者始终站在客观、公正的立场，不去指责、评价服务对象。一个形象的比喻是咨询师就像来访者的"一面镜子"。在社会工作实践中，要求社会工作者内心足够清澈、透明，像镜子一样映射出服务对象的内心，把看见的如实反馈给服务对象，让他们更加深入地了解自己。

（一）反对说服、教育、提建议、鼓励等过于传递社会工作影响力的手段

拒绝服药的患者常常伴有情绪不稳定，生活习惯不健康等问题。为了劝说服务对象规律服药，许多社会工作者便会要求服务对象改变个人生活习惯，如，要求服务对象减肥、增加运动、科学饮食、减少吸烟、避免熬夜、早睡早起等。这些看似正确无误的建议可能让服务对象感到反感。一方面，服务对象对于这些建议知道而做不到（内心隐藏着巨大的焦虑）；另一方面，提建议的动机可能并非完全为了满足服务对象的需求，而是部分满足社会工作者完成工作任务的需要。这些过于传递社会工作影响力的手段违反了中立原则，会在"镜子"上面留下太多社会工作者的影子，不利于服务对象透过社会工作者这面镜子看到真实的自己。

曾经有一个服务对象在个案结案的时候对社会工作者说，你不仅是一面镜子，而且是一面会说话的镜子，让我更深入地了解自己。社会工作者当时听了很感动，因为服务对象领悟到了心理动力学的精神。同时，心理动力学还有节制和匿名两项治疗原则，都是为了让这面镜子更加纯净、光亮，这部分非文本讲述重点，在此不展开叙述。

（二）社会工作者不掺杂主观的情感、好恶、评判进入服务关系

对于社会工作者来说，还有一种错误的沟通方式是诉诸主观情感和评判。在这种沟通方式中，社会工作者丧失了"中立"的立场，和服务对象父母站在了一条"战线"上。此时，容易形成的局面是服务对象的父母和社会工作者联合起来给服务对象进行情感施压。在刚开始和服务对象C谈话的时候，社会工作者就犯了这个错误。社会工作者对服务对象C说："看看你父母多么不容易。这么大岁数还给你照顾小孩。你在家不用干家务，父母给你做饭，你应该知道感恩。"服务对象C立即情绪激动起来对社会工作者说："我承认自己是躁狂，那刚才你也和我争吵了，你也是躁狂。"

三、运用"澄清"技术，让服务对象更清晰地认识自己和问题

"澄清"是心理动力学的核心技术之一，也是经常运用的技术。澄清就是社会工作者把服务对象能够意识到但是尚不清晰的内容反馈给他，让服务对象更明确自己的想法。

（一）澄清服务对象对服药和病情的想法和态度

运用澄清技术前需要社会工作者在保持中立的原则下，不带有任何主观感情、好恶、评判地去细心观察服务对象，倾听服务对象的表达。在和服务对象C的交谈中，社会工作者敏锐地观察到经过了前面2次住院治疗，服务对象C已经没有了之前谈话中表现出的躁狂症状，如夸大事实、吹嘘自己。他的交流变得和正常人几乎一样。而服务对象C之所以在上文中提到和社会工作者发生争执是因为社会工作者违反了中立原则，对服务对象进行建议、教育、评判的结果。服务对象C认为自己属于躁狂，说明他对自己的病情恢复状况意识是不清晰的，这也是他没有清晰地看到规律服药的好处，导致拒绝服药的原因之一。社会工作者要针对他意识不清晰的这部分内容进行澄清。

首先，社会工作者可以把观察到服务对象前后两次面访的变化在合适的时机反馈给服务对象。社会工作者对服务对象说："我看到你的状态比上次好很多，这段时间规律服药让你变化挺大的。"药物是有副作用的，但是，服药的治疗意义才是最主要的。如果意识不到这一点，就好比捡了芝麻丢了西瓜。然后，社会工作者对服务对象C澄清说道："你刚才说自己的那种状态属于躁狂。如果有人和我发生争执，我也会着急，好像很少有人在这种情况下做到心平气和，你怎么看？"

经过不断澄清，服务对象内心真正的深层情感就会逐步浮现出来。这正是心理动力学的工作对象，即深层情感、潜意识。服务对象C向社会工作者抱怨："无论出现什么矛盾都是自己的错，父母永远都是对的，自己一反抗，父母就威胁把我送到精神病医院。"服务对象C内心产生了很大的委屈，甚至是愤怒，服务对象C更深层地拒绝服药的原因被呈现出来了，后面在讲解释技术时再详细阐述这部分内容。

（二）澄清服务对象对药物副作用和生活习惯的想法和态度

有的服务对象拒绝服用精神类药物是因为药物的副作用，如让服务对象食欲增加，想睡觉，四肢乏力，不爱运动。如果服务对象不控制饮食，不增加运动，服务对象的体重就会增加。有些服务对象的饮食生活习惯不好，如暴饮暴食也会加剧肥胖。此时，社会工作者要向服务对象澄清哪些是药物的副作用造成的肥胖，哪些是不良生活习惯造成的肥胖，不能把全部的原因归咎在药物上面。

如服务对象C身高154厘米，体重已达到200斤，显得非常臃肿。服务对象C有一个习惯是不爱喝水，渴了就喝饮料。社会工作者对服务对象C说："服药可能会让你感觉四肢无力，不想运动，这是药物带来的。但是，你渴了只喝饮料，而饮料的热量是很高的，这是你不良的生活习惯。如果你现在把药停了，在不改变自己生活习惯的情况下，你觉得体重会降下来吗？能降下来多少？"

澄清的技术虽然看似简单、无奇，实则非常有效。最简单地运用澄清的技术就是把服务对象说的话重复一遍。在一次个案服务中，社会工作者听到服务对象说了一句很重要的话，于是，便向服务对象重复了一遍他所说的话。服务对象竟然反问："我刚才说了吗?"这说明服务对象说话的时候是无意识的，社会工作者要帮助服务对象意识到这部分意识不清晰的内容。

四、运用面质技术对服务对象内心进行深入探索

面质的技术相比澄清更进一步，是对服务对象没有意识到的部分通过提问的方式让其意识到。在和服务对象C交流的过程中得知，每次吃药都是父母定时拿来让他吃，而且父母想尽办法劝他吃药。在服务对象C有自行就诊能力的情况下经常由家属代诊。综合社会工作者观察到的服务对象C和家属互动的情况，社会工作者按照心理动力学的理论作出了一个假设，即家属过度代替服务对象C做主，一定程度上侵犯了他的心理空间。服务对象C觉得和父母是无法沟通的，同样地，移情性地认为医生也和父母一样无法与自己沟通。在自己吃药这件事上，服务对象C没有积极地和医生去沟通自己的病情和期望，对自己的就诊、服药采取了消极的态度。

针对这一部分假设可以在适当的时机运用面质的技术。如："你有没有感觉和父母很难沟通，觉得他们不理解你? 这种感觉和你在与医生交流的时候有没有相同或者不同?"这就是面质服务对象没有意识到的部分，因为这部分意识更深一些，自己很难觉察到。最终，要服务对象意识到减药、停药是需要和医生沟通的，也是可以和医生沟通的。人与人之间最高级、有效的沟通方式是语言，而不是采取行为的方式，即通过拒绝服药来表达自己内心的情感。以上这些观念不是通过教育、说服、讲道理的方式告诉服务对象，而是通过澄清、面质、解释技术不断地让服务对象自己意识到。

五、运用解释技术解除服务对象的心理防御

解释相比澄清、面质更深入一步，是解释服务对象采取的心理防御机制是什么，是将服务对象的潜意识意识化的过程。

服务对象拒绝服药的原因有意识层面的，也可能有潜意识层面的。意识层面的原因如药物导致肥胖、躯体不适、同辈影响等因素。潜意识层面的因素则需要运用澄清、面质的技术去探索服务对象的内心世界，再由社会工作者给出恰当的解释。

上文中提到服务对象C向社会工作者抱怨："无论出现什么矛盾都是自己的错，父母永远都是对的，自己一反抗，父母就威胁把我送到精神病医院。"服务对象C内心产生了很大的委屈，甚至是愤怒，在心理动力学中有一种防御机制叫"被动攻击"，就是一个人不能采取主动攻击的方式表达自己内心的愤怒和不满，便采取不配合、不听话的方式被动地攻击对方的心理防御。服务对象C对于药物的排斥不单纯来自药物的副作用，部分来自服务对象C对于家人的指责、唠叨、驱使的不满，有想要攻击他们的愿望，用不服药的方式表达自己内心的反抗和愤怒。社会工作者对服务对象C可能存在的这部分心理防御给出这样的解释："你在家总是被父母唠叨，心里会不会很烦？你内心有很多的不满，而这些不满甚至愤怒也被带到了服药这件事上。"这个解释有助于服务对象C了解不被自己察觉的拒绝服药的动机。患者一旦认清了自己的潜意识就不会被潜意识操控了。

服务对象C采取的防御机制还有"夸大"。如在网上搜索药物的毒副作用，根据自己的主观想象夸大体验，渲染药物的副作用。这也需要社会工作者给出解释："你说药物会造成肝损伤，肾功能衰竭，可是，你的体检单上面肝肾功能基本都是正常的，好像药物的副作用被你夸大了。"需要注意的是，给出解释之前要有充分的澄清、面质作为铺垫。服务对象已经一步步地被社会工作者引导接近潜意识，而解释就是"临门一脚"。否则，一上来就

给服务对象作出动力学解释，他们是完全听不懂的，甚至会觉得社会工作者在胡说。

六、结论：服务对象 C 当天晚上恢复吃药，药量减下来了，病情依旧稳定

第二天中午，服务对象C的母亲打来电话告知社会工作者昨天晚上服务对象C吃药了，表达对社会工作者的感谢。不过，服务对象C还是觉得吃的药太多了，他只肯晚上吃一次，把中午的药减掉了。药量减下来以后，我们建议家属带服务对象C去精神专科医院复诊。过了一段时间，家属带服务对象C复诊，做了血液检查，血药浓度正常。精神专科医生评估后也同意了这个服用剂量。服务对象C不用像以前一样服用那么多药物了，病情也一直很稳定。

有一天，社会工作者在社区遇到服务对象C，服务对象兴奋地告诉社会工作者，他现在意识到服药的重要性了。又过了几个月，就在社会工作者写这些文字的前些天，服务对象C告诉社会工作者，他平时在健身房健身、减肥，还找了私人教练。他在家里承接了公司的外包订单，开始利用自己的专业知识赚钱了。服务对象C用手机给社会工作者展示作品，听到这些社会工作者由衷地为服务对象C感到高兴，最新的消息是服务对象C已经上班了。

心理动力学的理论非常强调通过探索潜意识启发服务对象的悟性，而不是通过教育、指导、建议、鼓励的方式改变服务对象。一个人只有从内在意识到自己的问题，并且愿意改变，这样的改变才有效、持久、深刻。本文介绍了心理动力学的治疗原则和澄清、面质、解释技术，看似简单容易，实则需要社会工作者有很深的理论和实践功夫，尤其是要做自我体验即亲自接受心理动力学的分析。希望本文能够在严重精神障碍服务对象拒绝服药的社会工作方面给广大社会工作者带来一些启发。

"这就是我的生活"

——精神康复者社区融入与成长活动

聂慧琳　朱咸胜　张雅楠

一、服务背景

精神康复的任务是社会工作者采取一切措施帮助服务对象减少精神残疾带来的影响，使服务对象躯体、心理及社会功能全面恢复到正常状态，最终重返社会。其中，修复由于社会心理因素导致的社会功能缺损非常重要。社会功能主要包括：个人生活功能、社交功能、职业功能、家庭功能等4个类别。其中社交功能缺损最为普遍和严重，它主要包括：社会性退缩、社会性人际关系不和、对周围环境感到不适应、应变能力减退等方面。

2020年新型冠状病毒出现，人们的日常生活与工作状态被打乱，长达半年的防疫状态给人们的心理带来了各种不适。尤其是对于精神障碍群体，他们也经历了更为激烈的冲击，原先持续的康复训练、自身的社交圈子以及对于社区环境的联络均被迫中断，长时间的中断状态导致他们对外界环境的接触产生担忧。

鉴于此，社会工作者组织了"这就是我的生活"精神康复者社区融入与成长活动，以"精神康复者社会功能的修复"及"疫情后康复动力修复"为目标，精神康复者以主人公的身份带领其他朋辈群体及他们的家属走进自己的社区环境，讲述自己在社区生活的种种经历、品尝平日自己喜爱的社区特色美食等内容，同时还邀请负责视频剪辑教学的老师参与其中，最终以纪录片的方式记录精神康复者社区融入与成长的过程。

二、需求分析

本活动依托积极心理治疗理论中的平衡模型理论，平衡模型认为，作为一个整体，大家都需要平衡地关注自身生活的4个领域，即身体领域、成就领域、关系领域和未来领域。如果过分关注发展或者过分无视某一个领域，四大领域的发展出现不均衡，那么自身生活容易出现紊乱的现象。

在新冠病毒扩散的情况下，精神康复者原有的生活规律被打乱，长期居家产生的焦虑感和紧张感往往容易在身体领域出现需求问题，针对康复者需求问题，本文从平衡模型的四大领域分别进行阐述。

（一）身体领域

受疫情影响，精神康复者的生活规律被打乱，长时间待在家中可能会出现紧张焦虑、情绪低落，甚至有轻生的想法。针对上述情况，社会工作者计划开展相约社区系列外出活动，减缓精神康复者的焦虑感和紧张感，舒缓心情，确保精神康复者的生命安全。

（二）成就领域

大多数精神障碍患者饱受疾病困扰，觉得自己什么事情都做不好，负面情绪居多。"这就是我的生活"精神康复者社区融入与成长活动在成就领域希望精神康复者能够学会并掌握一门新的时尚技能，记录并和他人分享自己生活的点点滴滴，甚至能够教导他人学会使用技能，充当"老师"的角色，从中获得更多的生活乐趣和成就感。

（三）关系领域

精神康复者以主人公的身份引领其他精神康复者走进自己熟悉的社区，给其他精神康复者展现自己平日的生活，在交流互动中精神康复者彼此之间感受到更深层次的接纳及归属感，促进了人际关系的融合。同时，社会工作者积极推动精神康复者对自身社区周围环境的连接互动，精神康复者对自身所处物理环境和人际环境的熟悉程度逐步加深。

（四）未来领域

"这就是我的生活"精神康复者社区融入与成长活动的开展能够帮助精神康复者树立积极乐观的生活态度，找到生活的意义。

三、服务目标

（一）总目标

在"这就是我的生活"精神康复者社区融入与成长活动中，引导服务对象了解和学习使用智能手机录制视频的知识、方法和技巧，以及使用智能软件完成微视频的剪辑。在帮助服务对象实现能力提升的同时，推动服务对象形成在视频设计、录制、视频故事情节梳理、剪辑和制作过程中的积极体验，促成服务对象主动发现生活中美好的事物，体验生活的乐趣，培养个人兴趣，以进一步激发康复的动力，实现有价值、有意义的生活愿望。

（二）具体目标

一是服务对象及家属了解并学习"剪映"软件的基本功能和操作方法。

二是服务对象通过社区融入与成长活动中的相约社区系列活动、手机视频剪辑学习及作业的完成情况，体验获得新技能的乐趣。

三是服务对象以主人公的身份通过活动对社区的资源、环境进行梳理，在活动过程中表达自己对所在社区的积极感受，促进对生活环境的亲近及良性互动。

四是服务对象及家属在活动过程中增进对同伴的熟悉程度，服务对象彼此之间得到更多的链接与共鸣。

四、服务过程

（一）第一阶段重点：服务对象及家属学习使用"剪映"软件

第一阶段活动安排见表1。

表1　第一阶段活动安排

活动名称	手机摄影·摄像技巧培训
实施周期	4学时
活动形式	面对面培训
活动内容	邀请摄影老师指导服务对象及其家属： （1）学习利用手机多角度拍摄和录制视频的方法； （2）学习手机视频剪辑软件"剪映"的基本功能和操作方法
受益人数	10人

（二）第二阶段重点：招募4名服务对象以主人公身份回顾自己的社区生活，设计故事内容，规划社区参访路线

第二阶段活动安排见表2。

表2　第二阶段活动安排

活动名称	回顾社区生活，规划路线设计
实施周期	2学时
活动形式	回顾自己社区生活＋故事设计＋规划社区参访路线
活动内容	服务对象在活动过程中对自己的社区生活进行回顾，讲述初到社区时的感受，以主人公身份进行故事设计，规划社区参访路线
受益人数	4人

（三）第三阶段重点：实施社区路线踩点以及社区参访

社会工作者引导服务对象对前期的手机视频剪辑学习进行实操演练，服务对象将自己剪辑的视频上传至手机视频剪辑微信群。活动内容及安排具体如表3所示。本阶段活动共计安排4次，每次活动内容相同。

表3　第三阶段活动安排

活动名称	"相约社区，伴你同行"系列活动——这就是我的生活
实施周期	半天
活动形式	社区路线踩点＋社区参访＋实操教学＋视频收集
活动内容	（1）服务对象以主人公的身份对自家社区路线进行踩点，社会工作者在旁协助一起踩点。 （2）服务对象以主人公的身份向其他服务对象及其家属介绍自己社区的环境及对社区的印象，带领他们游玩自己平日喜欢的休闲去处，品尝自己喜欢的美食。 （3）邀请摄影老师跟随活动，对前期参与手机视频剪辑培训的成员给予现场实操训练和指导。 （4）活动结束后，服务对象将自己剪辑的视频上传至手机视频剪辑微信群
受益人数	15人

（四）第四阶段重点：线上指导交流

第四阶段活动安排见表4。

表4　第四阶段活动安排

活动名称	视频剪辑线上指导交流
实施周期	1学时，共3场
活动形式	微信群线上互动交流
活动内容	（1）活动结束后服务对象及其家属在微信群中提交初期视频剪辑作品。 （2）摄影老师在微信群中对于服务对象及其家属所提出的疑问给予回复和指导
受益人数	11人

（五）第五阶段重点：活动微型宣传片制作

第五阶段活动安排见表5。

表5　第五阶段活动安排

活动名称	活动微型宣传片制作
实施周期	1个月
活动形式	视频录制、剪辑和制作
活动内容	由技术指导机构完成活动过程的素材采集，制作1个60秒的微型宣传片视频，并在微信群中分享播放
受益人数	100人

五、评估

（一）目标达到情况

目标及达到情况见表6。

表6　目标及达到情况

目标	达到情况
服务对象及其家属了解"剪映"软件的基本功能并学会"剪映"软件的操作方法	服务对象及其家属在相约社区系列活动中能够完成10个以上视频剪辑作业
服务对象通过社区融入与成长活动中的相约社区系列活动、手机视频剪辑学习及作业的完成情况，体验获得新技能的乐趣	服务对象能够通过相约社区系列活动中学习到手机视频剪辑的方法，甚至还把自己日常生活中的场景及户外游玩的视频剪辑出来发到微信群中和其他人分享
服务对象以主人公的身份通过活动对社区的资源、环境进行梳理，在活动过程中表达自己对所在社区的积极感受，促进服务对象对生活环境的亲近及良性互动	4名服务对象能够完成各自主线故事的路线设计，并带领团队完成社区走访和分享
服务对象及其家属在活动过程中增进对伙伴的熟悉程度，服务对象彼此之间得到更多的链接与话题	（1）活动参与者在活动意见反馈表中关于"目标达到情况"的评分在4分以上； （2）活动参与者在活动中能够跟随主线人物的引导和分享完成社区参访过程，且投入度评分在4分以上； （3）在意见反馈表中关于"互动沟通及社区体验"相关评分在4分以上； （4）活动参与者有意愿和行动运用学习的视频录制和剪辑技巧尝试活动视频花絮的录制和剪辑

（二）活动产出

一是建立一个手机视频剪辑线上交流微信群。

二是服务对象及其家属一共在交流群中提交10个以上视频剪辑作业。

三是输出1个活动执行150秒微型视频宣传片。

（三）服务对象的改变

通过收集活动参与者反馈表，以及与服务对象进行访谈和观察，社会工作者发现服务对象的改变可以体现在以下几个方面。

一是服务对象及其家属在活动过程中的相处模式得到改善，沟通交流能力增强。部分服务对象及其家属起初参与该活动时相处模式淡然，很少有互动交流，但活动过程中服务对象及其家属共同的话题越来越多，互动次数也在逐步增加，相处模式得到了进一步改善。

二是服务对象对于社区的融入度提高。起初4名服务对象对于自己社区附近的环境不是很熟悉，只熟知自己日常打卡的几个地点。为了这次活动，服务对象提前做足准备，与社区生活及环境进行互动，主动去发现生活中美好的事物，体验生活的乐趣，活动结束后，服务对象的社区融入度有所提高。

三是服务对象彼此之间的熟悉程度进一步增强，逐渐有更多的链接和话题。绝大多数服务对象在活动过程中拉近了彼此距离，且产生了更深层次的归属感，同辈群体的支持互动得到提升。

六、经验总结

（一）积极心理治疗理论运用

本活动运用积极心理治疗理论中的平衡模型理论支持活动的开展，以"精神康复者社会功能的修复"及"疫情后康复动力修复"为初衷，关注精神康复者自身生活的身体、成就、关系、未来4个领域的平衡。

（二）活动可复制性、可持续性强

本活动针对精神障碍群体，促进服务对象对自身社区周围环境的认识和认同，关注服务对象的社区融入程度。此类活动后续可推广至其他区域，可复制性强。活动开展过程中建立的沟通交流平台，方便参与该活动的服务对象及其家属进行线上沟通交流，促进活动的可持续发展。

（三）多形式宣传与推广提升了活动的影响力

社会工作者通过150秒微型宣传片的传播、微信公众号的推广、参与者的评估反馈等多种方式不断扩大活动宣传力度，提升了活动的影响力。

七、专业反思

社会工作者以"精神康复者社会功能的修复"及"疫情后康复动力修复"为初衷，组织开展了系列活动。回顾整个活动历程，有两点值得反思：

一是挑战即机遇。社会工作者在招募4名服务对象以主人公身份回顾自己的社区生活时曾面临巨大挑战，社会工作者发现部分服务对象不清楚自己社区周边环境。为此，社会工作者计划将此次挑战转为机遇，以任务为动力，在活动开展前，由社会工作者陪伴服务对象进行社区踩点，并推动日常生活事件的回顾，在帮助其顺利完成任务的同时，实现过程目标的推动。

二是支持网络的功能发挥。服务对象与家属之间、服务对象与服务对象之间，以及服务对象与社区环境之间的关系，均在相约社区系列活动开展的过程中慢慢修复，网络支持的功能得以发挥。

平衡的管理

——平衡模型指导下的社工项目管理探索与实践

英心星

一、平衡模型在项目管理中的理论基础

积极心理治疗由伊朗裔德国心理学家诺斯拉特·佩塞施基安于1968年创立，是一种建立在积极的人性观念和健康本源学基础上的人本、跨文化心理动力疗法。积极心理治疗具有疗程短、疗效显著且持续的特点，是德国医保系统认可的少数几个心理治疗疗法之一，目前已被广泛用于心理咨询与治疗、自助的日常实践、企业员工帮助计划EAP（Employee Assistance Program）、项目管理、教育培训等多个领域，成效显著。

平衡模型，是积极心理治疗体系中的一种非常好用、有效的工具。它将人的生活分为身体、成就、关系、未来4个领域（见图1）。身体是生命基础，包括生理需求、运动锻炼、健康与疾病、情绪等，带给我们生命的能量与感官享受；成就是理性生活，包括目标决策行动、生活工作技能、财富等，带给我们成就感和自豪自尊；关系是社会生活，包括与家人、朋友、社会等人际交流和情感互动等，带给我们安全感、归属感；未来是精神生活，包括人生观、价值观及未来规划等，带给我们精神层面的愉悦及掌控感。这4个层面并非相互独

立，而是彼此支持、相互补充。如果一个人过度重视某一个领域，而忽视了其他领域的发展，则可能产生不平衡状态，从而导致个人的生活及工作出现问题。

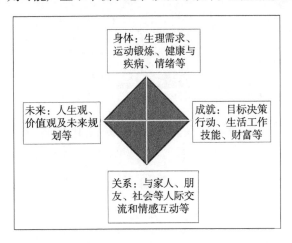

图1　人的平衡模型

平衡模型也被广泛地运用于企业管理中。企业的身体领域包括组织机构、生产资料、设备场地等；成就领域包括企业的产品与服务、市场占有率、企业利润等；关系领域包括部门关系、员工关系、对外关系等；未来领域则包含企业愿景、价值观及未来发展等。企业管理者需要全面平衡考虑企业平衡模型的4个层面，任何一个层面的缺失或过度都会影响企业持续有效的运行（见图2）。

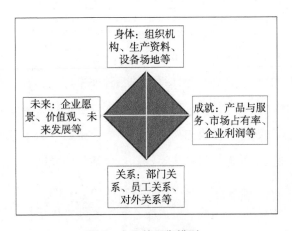

图2　企业的平衡模型

二、平衡模型在"惠民福慢项目"管理中的运用

1.项目简介

"惠民福慢项目"是福田区慢性病防治院通过政府购买服务方式引入,由深圳市南山区惠民综合服务社运营的精神卫生专职社工服务项目。本项目在福田区慢性病防治院的领导和支持下,精神卫生专职社会工作者协助社康精防医生、联络社区关爱帮扶小组,为辖区严重精神障碍患者及其家属提供社区精神卫生专项服务,完成患者社区管理的各项指标要求。本次探索,笔者尝试将平衡模型运用于项目管理中,以全面、平衡的视角来看待"惠民福慢项目"管理工作。

2.理论基础

平衡模型视角下的项目管理,关注项目的身体、成就、关系、未来4个层面。"惠民福慢项目"管理的平衡模型具体如图3所示,主要表现为:项目人员、组织架构及经费等属于项目的身体领域;服务指标完成情况、目标达成情况、项目成果等属于项目的成就领域;团队凝聚力、团队外的支持、用人单位满意度、品牌影响力等属于项目关系领域;项目服务理念、服务计划、项目延续性、服务要求等都属于项目的未来领域。

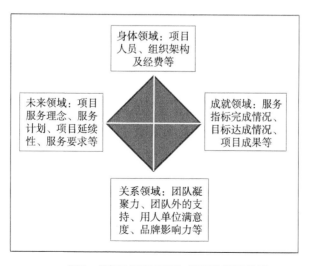

图3 "惠民福慢项目"管理的平衡模型

简单来说，身体领域、成就领域、关系领域更多侧重于"做"的层面，而未来领域则是以上三个领域存在的意义以及行动后带来的持续性影响。

实际过程中4个领域存在互相影响、彼此促进的关系（见图4）。首先，在项目服务理念的指导下，社会工作者制订项目服务计划，明确项目影响力目标等；其次，组建项目团队，确定人员分工，明确项目服务要求及经费支持；再次，按照人员分工开展项目服务，完成项目指标，达到项目服务目标，形成项目成果，同时维护好团队凝聚力及与相关合作方的关系；最后，在做好以上各方面工作的基础上，项目延续性、项目影响力就有了保障。

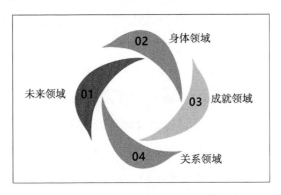

图4　项目管理四个领域间的逻辑关系

3.探索与实践

过去一年的项目管理过程中，"惠民福慢项目"团队在4个领域进行了诸多探索，主要表现为：在身体领域，重新调整组织架构及人员分工，明确督导人员及区域组长的职能，加强了对新进人员的带教指导，细化了项目服务要求，项目人员管理已成体系，项目人员流动率有所降低。

在成就领域，开展培训督导，社会工作者持证率由50%提升到90%，精神卫生专职社会工作者的专业服务能力得以有效提升；精防服务有效规范开展，整体服务率稳步提升；强化服务成效意识，督促进行服务案例及经验总结，形成服务成果——11篇典型服务案例、5篇服务经验总结。

在关系领域，通过开展团队建设活动、团队述职会、线上节目互动活动等多种方式，促进团队内互动交流，一定程度上提升了团队凝聚力。

在未来领域，逐步明确项目服务理念，制订项目服务计划及总结，保障项目持续开展，项目影响力及品牌意识逐渐增强，项目购买方满意率显著提升（见图5）。

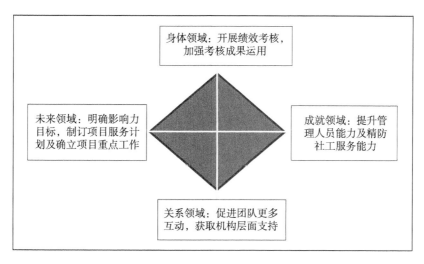

图5 "惠民福慢项目"管理的持续改进

4.持续改进

为了持续增强社区严重精神障碍患者服务指标及服务质量，"惠民福慢项目"团队将持续运用平衡模型指导项目管理工作，全面、平衡地把握身体、成就、关系、未来4个领域的工作及其之间的互动关系，初步计划从4个领域予以改进，期待团队服务成效有更长足的提升。

在身体领域，结合项目服务要求，制订绩效考核方案，开展绩效考核，加强考核成果的运用。

在成就领域，制订管理人员支持计划、召开个案会议、成立专项攻坚小组等，提升管理人员能力及精防社工服务能力。

在关系领域，开展团队活动，促进团队更多互动，同时获取机构层面更多支持。

在未来领域，结合项目实际情况及项目影响力目标，制订项目服务计划，确立项目重点工作，保障项目的延续性。

三、平衡模型在社工项目管理中的运用思考

1.全面平衡看待问题

积极心理治疗中积极的含义为完整、全面看待问题，不仅关注优势，也要关注不足。健康的人不是没有问题的人，而是能够恰当地应对问题的人。有效的项目管理也不是没有问题，而是能够发现问题并给予恰当处置。

平衡模型将社会工作项目分为身体、成就、关系、未来4个层面来看待。在社会工作项目管理过程中，受限于行业发展、机构管理、用人单位要求、项目本身服务内容等多方面影响，有时会迷失全面平衡看待问题的视角，过度侧重于项目的一个或两个层面。

在"惠民福慢项目"管理过程中，初期项目管理者一直强调要满足用人单位的要求，提升项目服务成效，虽然做了很多努力，投入很多，但效果不理想。运用平衡模型看待项目管理之后，笔者发现，项目组织架构及人员职责不够清晰明确，团队成员之间互动交流少，缺乏凝聚力，项目团队没有一致的目标。于是在平衡模型指导下，项目管理者除了继续强化项目服务指标及成果产出（成就领域），也进一步明确了项目人员职责分工（身体领域），加强团队互动及与机构间的联结（关系领域），确定项目重点目标计划并发动项目团队成员给予支持（未来领域），促使项目团队成为一个共同体，最终项目成效也有了显著提升。

2.介入既要平衡，也要精准

虽说要全面平衡地看待项目管理中的问题，身体、成就、关系、未来4个层面，既不能过度也不能缺失。然而每个项目都受其原有条件限制，面临的问题并不一样，能够运用的资源也不同，介入侧重点也会不一样。项目管理过程中，既需要平衡，也需要灵活、精准地介入（见图6）。

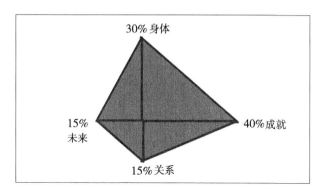

图6 "惠民福慢项目"管理的精力分配

在一年的"惠民福慢项目"管理过程中，笔者的项目管理精力主要投入在身体和成就领域。假定项目管理总精力为100%，我们在各领域的精力投入比例为：身体领域所占精力为30%，成就领域所占精力为40%，关系领域、未来领域所占精力均为15%。这样操作的主要原因是，该年度是"惠民福慢项目"的第二个合同年度，项目服务成效（成就领域）很大程度上决定了项目后期是否能持续推进下去，项目成效仍然是需要特别重视的；身体领域是项目管理的基础，人员职责分工不明确的话，项目管理难以有效推行；而虽然关系领域和未来领域也很重要，但能运用的资源有限、难以在短时间内有很大的改变，在精力有限的情况下投入会相对较少。当然，在后续项目管理过程中，也需要结合项目管理存在的问题和需求，调整管理重点，持续有效改进。

"我"的环境布置

——精神康复成长小组①

徐　恒

一、案例背景

在保持服药治疗后，精神康复人士的精神状态混乱、极度退行或夸大、扭曲的妄想和幻觉等症状逐渐消失，而个人的希望和需要会在一个支持性和关怀性的社会环境中逐渐恢复"自我"，且有动力去生活和应对自己的环境。

本案例以南山区残疾人家属资源与心理健康中心为例，通过建立一个支持和安慰的中心环境，创建多个充权机制，中心会员在群体里可以有参与和做决定的机会，并在中心层面营造一个看重、欣赏的氛围，以建立和改善中心会员的社会康复性。

二、理论支持

"优势视角"是一种关注人的内在力量和优势资源的视角，意味着应当

---

① 本案例获得2018年度深圳市南山区惠民综合服务社案例大赛优秀奖。

把人及其环境中的优势和资源作为社会工作助人过程中关注的焦点，而非关注其问题和病理。在优势视角取向的社会工作实践中，社会工作者应该做的是在某种程度上立足于发现和寻求、探索和利用服务对象的优势和资源，协助他们达到自己的目标，实现他们的梦想，并直面他们生命中的挫折和不幸，抗拒社会主流的控制。优势视角取向的社会工作实践是服务对象和社会工作者合作的过程，在这个过程中，双方并不是纯粹的功能执行者，而是有目的的主体。这一视角强调人类精神的内在智慧，强调即便是最可怜的/被社会所遗弃的人都具有内在的转变能力。

三、案例分析

面对精神康复者的病症和经历，要培养、展示和重拾服务对象的自我融合、自我保存及自我显现，最重要的是有一个支持性和关怀性的社会环境。

（一）培养独立性、自主性的社会能力

在小组工作从开始到结束的过程中，社会工作者应做好对康复者的环境的支持，如让康复者在小组规则里表达自己的想法和禁忌，在小组过程中有参与和决定的机会及能力。在培养服务对象的独立性和自主性时，社会工作者应按部就班，忍耐并允许服务对象不断尝试，不断重新调整自己独立性和自主性的看法、能力和尝试。

（二）塑造关怀和安慰的互动氛围

在小组每个环节中，社会工作者利用小组的元素创造一个尊重和接纳并保持倾听的小组环境，并在小组中倡导彼此的认同、接纳和分享，借着同感的理解和辅导而做深入的治疗和安慰。例如，小组活动中，服务对象对于自己家中环境改善的畅想的分享；小组活动中，服务对象共同去小组成员家中布置环境，组员一同与服务对象去说服家人认同其对家中环境的改变。

（三）尊重、看重和欣赏的社会环境

通过小组分享让服务对象合理地宣泄自己对家中环境和中心环境的意见和改善的想法，理解和尊重服务对象的迫害、夸大的幻觉和妄想背后代表的意义、功能和需要。例如，小组成员中有无固定住所的成员均表示希望有个像皇宫一样的住所，此时，社会工作者要给予理解和尊重。在小组活动的过程中，社会工作者要持续和不断地提供欣赏和支持。例如，在小组合作的过程中相互地肯定，让家中环境的改善得到家人的欣赏，通过组员合作的方式，完成一组中心景观角的小组设计作品，并在中心长期展示等。

四、服务计划

（一）小组目标

社会工作者引导中心的康复者关注其周围的生活环境，鼓励康复者充分利用植物改善周围的环境，在环境改善的过程中感受周围事物的美好，提升自身生活质量。

（二）小组成效

一是通过小组培训和任务分解，帮助小组成员了解并学习在冬季养护绿植的知识，以及家居布置的技巧和原则。

二是鼓励组员之间，以及组员与其他人群的互动交流，有效促进组员用行动落实自己的想法。

三是通过设定目标，并监督目标的完成和落地，增强小组成员的自信心和价值感。

（三）小组成员

本案例中，小组成员共包括7名精神康复者。

（四）小组活动时间

小组活动开展时间为2017年1月至2月。

（五）服务计划实施过程

1.小组目的

培养独立自主、接纳、关怀及安慰的小组环境，营造尊重和欣赏的小组氛围，让小组成员在日常生活和治疗中有参与和决定的机会和实践，提高在自主生活空间的互动能力，在小组里发展组员自己的兴趣和潜能，能自主地组织教育和工作，让组员有恰当的自我形象，有清晰和肯定的自我界限，以及自我意识的演绎。

2.小组计划

小组工作计划表见表1。

表1　小组工作计划表

时间	内容/活动	目标	物资	工作员角色
第一节	热场游戏： 记忆动作规则：一个人做一个动作和说一句正向鼓励的话语，下一个人重复上一个人做的动作，并且加上自己的动作。依次类推	消除陌生感，创造一个安全的小组气氛	人手一把椅子	领导者使能者（此阶段是小组发展初期，故以工作员的角色为主导）
	组员对小组的期待和制定小组规则	与组员一起制定小组规则和立约定		
	★通过一人一句的互动方式发表对小组的期待 ★让组员每人说一个自己不希望在小组里出现的禁忌，让其他成员来一同明确小组内的界限 ★对于小组延续的活动时间商议和各节的内容介绍，并让组员表达自己的意见	★介绍小组内容节数 ★收集组员对各节小组活动的意见		
	★中场互动：以我喜欢冬天等为话题各自畅谈 ★把自己刚才谈的有关冬天的感想用绘画的形式画出	★围绕固定的话题展开小组讨论，促进组员间的沟通和交流 ★通过绘画的方式让组员对话题的内容进行制作		

185

续表

时间	内容 / 活动	目标	物资	工作员角色
第一节	★总结当节活动内容，介绍下一节准备内容：每人收集 2～3 个关于冬天身体保养的知识			
第二节	★回顾上一节内容 ★组员分享各自收集的养生知识，制作养生花茶并分享 ★布置下节任务，每人收集 5 张关于家居布置的图片；每人观察各自家中希望改善的一个小空间，并拍照回来分享	★通过回顾上一节内容强化组员对小组的感受和相互的认同 ★通过分享各自收集的养生知识，促进组员在小组里表达自己和对他人的认同和倾听 ★通过组员合作制作养生花茶促进组员的相互合作到彼此建立关系	大白板、笔、花茶材料若干、茶壶、茶杯人手一份	使能者（发掘组员的潜能）、鼓励组员讲述自己收集的知识、促进组员相互合作
第三节	★回顾上节内容 ★通过 PPT 的讲解和美图效果引起小组成员对于家居布置的兴趣，促进组员分享各自收集的家居布置图，以及自己家居需要改造的空间，阐释如何改变、为什么需要改变 ★讲解家居布置中关于颜色搭配的问题、废物利用方法，分享其他人家居改造的对照图片和房间角落的改装效果图 ★再一次让组员讨论各自希望改造的家中的环境 ★让组员讨论在现有的条件下有什么可以帮助自己改造家居环境	★通过 PPT 的引导激发调动组员对家居布置的动力 ★通过组员的相互分享强化意识	电脑、投影仪、白板、笔	带领者、教导者
第四节	★回顾上一节内容 ★组员分享各自选中的装饰物品，鼓励组员相互了解制作方法和要求 ★集体完成一幅墙面贴图 ★相互分享组队完成的感受 ★布置下一节内容	★通过落实组员选择的材料激发组员对家居改善的动力 ★通过集体寻解的方式增强组员的相互支持 ★通过组员的合作促进相互的支持和协助	组员选择了布置材料、剪刀	带领者、促进者
第五节	★回顾上一节 ★以讨论中心的景观布置为话题，让组员围绕以下内容展开讨论，包括主题风格、顶部装饰、墙面装饰、地面装饰等 ★制作景观挂饰，布置下一节任务	★通过固定的话题促进组员在小组里表达自己的想法 ★通过促进组员对中心走廊整改意见的表达，发展组员的主动表达能力	白板、笔	带领者、促进者、观察者

续表

时间	内容/活动	目标	物资	工作员角色
第六节	★回顾上一节讨论的景观设计意见，收集参与者的素材，商议统一设计意见，确定设计方案 ★分步骤讨论分工内容 ★根据分工落实设计制作方案 ★布置下一节内容	★通过重温合理与不合理的想法，统一组员的意见，促进组员相互倾听，以及彼此接受和认同 ★通过组员的相互合作促进彼此的合作与支持	组员收集的素材、剪刀、胶水、废纸箱、颜料	促进者、观察者
第七节	★通过观看PPT回顾小组工作开展以来组员成长的点滴，激励组员畅谈各自感受 ★在组员的相互分享和感受中促进组员间的相互支持，以及对完成整体景观的收获与成就 ★总结结束后，带领组员与小组的景观作品合影	★让组员通过回顾小组过程，感受自己的收获和小组的成果 ★通过分享小组成果的过程，促进彼此欣赏和支持	电脑、投影仪	领导者、观察者、促进者

上表中小组计划的开展共分为4个阶段：

（1）第一阶段：成立小组，建立一个理解、平等、积极的小组环境。

小组开始招募参与的组员相互都比较熟悉，所以在热身游戏环节，组员的陌生感较少，但由于这次招募的组员相对动力偏低，故社会工作者在游戏配合上需要做较多的工作，经过游戏正向的带动，在小组规则商议环节，小组活动参与者基本上能主动开口表达自己的意见。由于参与者大部分参与过与园艺相关的活动，故对小组的内容和设置较认同。在中场互动环节，部分组员对于冬天的感受表达比较多的是对雪的喜好，由于成员中有北方人，说到雪会引起他们儿时或是对故乡冬天的回忆，在分享感受时，组员们能较多地进行自我展示，发言时也有了较多的正向带动，这也有利于促进在后续环节组员把自己的感受通过绘画的形式展示出来。在第二节和第三节活动中，社会工作者有意识地加强了对家居布置的知识分享和教育，有效地引导了组员对家居布置的想法，促使组员开始关注自己家中的环境，产生对环境的改造的感受和动力。

（2）第二阶段：促进组员合理表达和落实自己对家居改造的期待。

在这一阶段，组员虽然也会表述家属不认同的感受，但也能在小组的支持氛围里分享自己的期望，同时也在小组的分享中相互认同并彼此给予分析，而后合理调整自己的期待和想法。通过引导组员收集冬季养生方法、家居布置图片、康复中心走廊整改图片等，形成小组集体的寻解与支持的过程，让组员对家居改造的期待充分表达出来。

（3）第三阶段：依托小组的支持性功能，提高组员的寻解能力和行动能力。

在这一阶段，组员的主动性较强，但在落实自己家中环境和康复中心环境改造的过程中，社会工作者发现了许多问题：一是组员在家人不太支持的情况下很难独立完成家中环境改造；二是组员一同商议的设计需要的素材很难寻找；三是康复中心环境改造经费有限，社会工作者通过促进集体寻解与协商，聚焦问题关键点，引导组员采取以下方式解决存在的问题：组员组队轮流前往不同的组员家中，通过彼此支持完成组员家居环境改造；调动组员一起查看康复中心和家中现有资源，通过资源再利用，巧妙完成康复中心的环境布置；引导组员思考如何利用废旧物品改装来解决经费不足的问题。最终，在康复中心环境布置过程中，组员通过分工合作的形式完成了景观角的设计和改造工作。

（4）第四阶段：完善小组的任务。

社会工作者以PPT的形式回顾整个小组的活动过程，当组员看到已完成的康复中心景观改造图片和各自家中布置的照片时，都纷纷表示感叹，感受到了相互支持的力量以及成功的欣喜。此外，大家也畅谈了各自在小组活动中的收获，谈到家里整改后自己的喜悦，无固定住所的组员提到以前自己家里较少装饰，但整改后觉得家里变美了；抑郁症单亲妈妈提到自己家中做了照片墙的装饰，她谈到每次看到家中悬挂的以前的照片都会很开心，会想起年轻时的一些欢乐时光，在和家人互动的照片里又找回了许多过往的温馨记忆。有些小组成员对于家居整改有很多想法，但往往由于家庭缺乏支持阻碍了其对美好家庭建设的愿望，而本次小组的工作内容及组员的相互支持正好满足了其对美好生活的追求。同时，在该阶段，社会工作者也做了小组成员离别的情绪处理，表达了会在后期跟进那些还需要针对家庭支持做改善的工作。

五、案例评估

（一）评估方法和内容

在本案例中，社会工作者通过产出和成效两个维度对项目成效进行评估，依据活动开展次数、参与人数、出席率等方式衡量产出；通过问卷调查、个别访谈等方式了解服务成效（见表2）。

表2　评估指标及完成情况

目标	指标类	评估指标	评估方法	实际完成情况	建议与反思
通过培训和任务，促进组员学习分享冬季养生及家居布置的知识	参加者	小组成员出席率≥80%	报名表 签到表	小组成员出席率达到80%以上，许多成员积极参与	小组成员参加活动的准时率低，小组团队意识不强
	活动量	1次知识学习、2次任务分享讨论	观察法 投票法	80%的成员能够主动完成任务；80%的成员能主动展示自己收集的资料，并在分享过程中表达自己对家居改造的想法	社会工作者需关注经常不发言的小组成员
	服务成效	80%的小组成员能够参与互动，表达能力有提升	访谈法 问卷法	80%的小组成员能够参与互动，表达能力有提升	对于不擅长表达的小组成员，社会工作者需主动协助其成长
通过组员与其他人的互动交流促进组员用行动落实自己的想法	参加者	小组成员出席率≥80%	签到表	小组成员出席率达到80%以上	小组成员积极性明显增强
	活动量	2次集体合作 3次讨论任务 1次分组任务		80%的成员能够主动完成任务；80%成员能在与他人互动合作中完成自己的想法	协助和引导成员完成任务
	服务成效	80%的小组成员自我展现突出	访谈法	80%的小组成员能在实施任务时保持积极、合作的行动能力	在促进组员落实任务时需加强与他分析抗逆力的产生原因，强化其自我展现

189

目标	指标类	评估指标	评估方法	实际完成情况	建议与反思
通过订立目标，增强小组成员的自信心和价值感	参加者	小组成员出席率≥80%	签到表	小组成员出席率达到80%以上	许多会员主动寻求如何完成任务
	活动量	参与家中环境整改和中心环境整改	观察法	100%的成员准备了自己家居改造图纸，完成家中环境改造；80%的成员收集中心环境改造的图纸并参与中心环境改造的落实完成	协助成员准备资料，给予鼓励。自信心增强
	服务成效	80%的小组成员自我价值感增强	问卷法	80%的小组成员积极参与并设想了下一步计划	提升了主观能动性，自我价值感增强

（二）目标达到情况

通过两个月的小组实践和成长，小组的既定目标基本完成：小组成员基本落实了自己家中环境的改造，也通过小组合作的方式完成了中心环境的改造；小组成员也在小组活动过程中逐渐表达自己的想法和通过小组的力量落实自己的想法，通过学习、完成任务和成果展示的方式增强了自我价值感和自我展现能力；小组成员能够彼此合作，完成了自己家庭的改造，也投入中心环境改造的任务中，并服务了其他人，体验到了成就感；通过学习和自我接纳，调动了小组成员的积极性，小组成员有对环境改造和提高生活要求的动力被激发出来。

六、工作感悟

小组工作结束后，社会工作者回顾小组工作过程，发现组员的行为表现与未入组时相比发生了很多变化。小组工作开始时，很多组员对于自己家中环境的改造没有信心，普遍表示自己对于家中环境的改变没有话语权，同时也有夸大期望的表述，如希望动用许多钱去装修整改，或希望小组能提供整改其家居环境的经费等各种边界不清的表述。

在小组创建的支持性和安慰性的环境设置里，组员共同地去发现和参与并在中心有限的资源支持中找到解决的办法，而组员慢慢地也有所转变，特别是有好几个退行症状较明显的服务对象，在小组里表现得很积极和主动，并能表达更多对家中和中心环境改变的实际可行的想法。

最终，在小组所有组员的努力下完成了每位组员的家中环境和康复中心景观角的改变。而在小组工作结束后很长一段时间，组员都还能保持对中心景观角创造的改变，其中也有组员在小组结束后开始有机会落实自己家中环境的大整改，并利用其自身环境的有利因素去解决问题。

参考文献

［1］国家卫生计生委，中宣部，中央综治办，等.关于加强心理健康服务的指导意见.国卫疾控发〔2016〕77号〔EB/OL〕.https：//www.gov.cn/xinwen/2017/01/24/content_5162861.htm#1.

［2］国家卫生健康委，中央政法委，中宣部，等.关于印发全国社会心理服务体系建设试点工作方案的通知.国卫疾控发〔2018〕44号〔EB/OL〕.http：//www.nhc.gov.cn/jkj/s5888/201812/f305fa5ec9794621882b8bebf1090ad9.shtml.

［3］广东省卫生健康委，民政厅，等.广东省关于加强社会心理服务体系建设的实施意见的通知.粤卫〔2019〕78号〔EB/OL〕.https：//wsjkw.gd.gov.cn/zwyw_bmwj/content/post_2791806.html.

［4］深圳市民政局.关于印发社会心理服务体系建设工作实施方案.深民函〔2020〕62号〔EB/OL〕.http：//mzj.sz.gov.cn/cn/xxgk_mz/tzgg/content/post_7777011.html?eqid=9e1b1d420017401c0000000464735a18.

［5］白学军，史柏年.社会工作者心理学基础读本［M］.北京：现代教育出版社，2018.

［6］韦志中，漆德安，林平光.社会心理服务的机遇与挑战［M］.北京：台海出版社，2019.

［7］闫洪丰，等.社会心理服务体系解析［M］.北京：科学出版社，2021.

［8］叶锦成.自我分裂与自我整合：精神分裂个案的实践与挑战［M］.北京：社会科学文献出版社，2013.

［9］SALEEBEY. D. 优势视角：社会工作实践的新模式［M］. 李亚文，杜立婕，译.上海：华东理工大学出版社，2016.

［10］诺斯拉特·佩塞施基安.身心疾患治疗手册[M].张芸，刘楠楠，等，译.北京:社会科学文献出版社，2002.